人体常在菌のはなし

青木 皐
Aoki Noboru

a pilot of wisdom

人体常在菌のはなし

目次

◎第3章……

皮膚常在菌を育てる

はじめに

「人は一人では生きていけない」といわれる。社会で生きていくには、まず、両親、兄弟姉妹、親族、近所の人、職場の人のお世話になる。あるいはまた、電車を動かす人、道路をつくる人等々、自分以外の人が周りにいっぱいいいてくれるから自分が生きていけるはずなのだが、普段は周囲の人のことはあまり考えず、自分一人で元気に生きていると思っている。

ところが、もし他人にお世話になっていないとしても、人は自分だけでは生きていけない。母の胎内を出た瞬間から、死ぬまで決して離れないヤツがいる。いくら嫌いだといっても離れない。離れる時はあなたの葬儀が終わって火葬場に運ばれて、煙突から煙が出た時、あなたの魂とともに天に召される。

その名は「常在菌《じょうざいきん》」。いかにあなたがきれい好きで、お風呂でゴシゴシ洗っても「菌」はあなたとともに生きている。離れず生きている。皮膚にも腸内にも、身体中にゴマンといる。

「菌」と聞くと「人間にとって悪さを働くヤツ」と思ってしまいがちだが、決して悪いヤツばかりではない。いいヤツがいっぱいいいる。邪魔者どころか、だれよりも心強い味方になってくれるヤツもいる。

そして、人と人との関係も、「菌」のやりとりから始まるといっても過言ではない。特に男女の親密度は「菌」のやりとりで決まる。

ほのかな恋心を抱いた二人はまず喫茶店のテーブルに向かい合ってお話しをする。この時お互いの口から微細な唾液の粒子とともに口のなかの常在菌が飛び出し、呼吸とともに吸い込まれる。鼻からは、息とともに鼻腔《びくう》に常在しているブドウ球菌が飛び出し、お互いがそれを吸い込む。

握手をして再会を約束する。その手には手の表面に常在するブドウ球菌がついている。二人の親密度が増すと、抱擁、口づけと進む。おでことおでこをくっつけたり、頬と頬をすり寄せるのは、お互いの表皮ブドウ球菌とアクネ菌の交換。口づけは口腔常在菌であるミュータンス菌の交換である。

そして、とうとう二人が結ばれると、性器の常在菌が交換される。やがて、二人は同じ部屋で過ごすことが多くなり、気心が知れると「オナラ」も平気になってくる。オナラはガス体だけではない。腸内細菌が一緒に出ていき、部屋に充満する。同じ部屋の空気を吸うことによって、彼の腸内細菌は彼女に、彼女の腸内細菌は彼に取り込まれ、腸内細菌交換が完成する。そうなると、もう二人は「他人」ではない、名実ともにすばらしいカップルとなる。

二人は、お互いのいない人生など考えられなくなる。「あうん」の呼吸ですべて通じ合うようになる。ベスト・カップルの誕生は、「菌」のやりとりから始まることが、おわかりいただけるだろう。

また、菌は、視覚や聴覚でとらえられなくとも、人の存在を物語るものでもある。だれもいないはずの部屋に入った時、ちょっと前までそこにだれかがいたという、人の気配を感じることがある。それは、人から離れた微細な皮膚のカケラと皮膚常在菌が、空中を漂っていて、呼吸により鼻の粘膜を刺激するからだ。人は自分のニオイはわからないが他人のニオイは敏感に感じとることができる。

「もはや他人でない二人」ならば、いとしい彼、彼女の皮膚のカケラと常在菌を、もっと敏感に感じとることだろう。

こうした感覚は、人がみな「常在菌」を保有している事実ゆえに生じる。人の常在菌は「体表」だけでなく「体内」にもあり、人が快適に健康に生活できるよう、日夜努力してくれている。その数は、第2章で述べるとおり、自分を構成している細胞の数よりはるかに多いのである。

古今東西、老若男女を問わず、人は「快」（心地よさ）を求めてきた。雨露をしのぎ、飢えないように食べ物をとっておくことから始まって、快適な日常、快適な生活を追求して文明は発達してきた。快適な生活とは、突きつめると「安心」できる生活ということになろう。

生命の危機を感じるような極限状態では、手近にあるものを飲み食いし、なるべく安全なところを探して身を置き、身を守るに足る衣服をまとう。そこでは、生か死か、二者択一を迫られ、何よりまず生きること自体が「安心」につながる。

やや余裕が出てくれば、人類にとっての最大の関心事は「不老長寿」となる。昨今の言葉に置き換えるならば、「アンチ・エイジング」である。

現代日本の日常生活のなかでは、男女を問わず「健康と美容」に心配のない生活こそが、安心と快につながる大きな要素になっている。毎日おいしく食事ができ、特に病気らしい症状がなく、そこそこ健康体で、年相応の肌のハリとシワのバランスがとれていれば満足なはずだ。

ところが最近では、健康食品、サプリメント、ビタミン何とかや、ヒアルロン酸とコラーゲンがどうだとか難しい情報があふれている。「いったい私はどうすれば安心できるのか」、わからなくなっていないだろうか。

あなたの健康と美容を支える基本は、他ならぬ、あなたとともに生きている「常在菌」だということを知っていただきたい。常在菌をないがしろにすると、健康にも美容にもよくない影響が出てくる。

あなたが健康と美容のためによかれと思ってしていることが、常在菌に悪影響（菌虐待）を与えていないだろうか。どうすれば常在菌をうまく育て（育菌）られるのだろうか。

常在菌にうまく育ってもらうことで、健康と美容によい結果を導き出し、本当に「安心」で「快」な生活ができるのだろうか。本書ではそれを考えてみたい。

第1章　健康と美容について再考してみる

健康とは何？

「健康のためにエスカレーターを使わず階段をのぼる」「美容にいいからこのお茶を飲んでいる」「とにかく健康第一」等々、健康と美容という言葉は、現代日本人の日常会話に頻繁に登場する。新聞、雑誌、テレビやインターネットなどにおいても、健康や美容をテーマとする情報はあふれんばかりだ。

二〇〇四年発表、二〇〇三年度高額納税者のトップは健康食品販売業代表、二位が化粧品会社社長であり、上位一〇〇位に健康、美容業界から一五人が入っているとの報道があった。つまり、情報ばかりでなく、それだけ健康、美容に関する商品が実際に売れているというわけだ。

流行やブームに弱い日本人ばかりが健康と美容を追いかけているようにもいわれる。だが、実際のところ、現代日本人があまりに商業主義と結びつき、性急過ぎる嫌いはあるにせよ、古今東西、人類は、病を治したい、長生きしたい、美しくありたいと求めてきたようだ。人がいるところ、薬があり、祈禱師や医師がいて、健康になろう、身を美しくしようとする術《すべ》が存在する。

人が求めてやまない健康と美容とは、いったいどういうものなのか、ここで再考しておきたい。まず、次の質問から始めてみよう。

「健康とはどういう状態でしょう？」

この質問に対して、よくある答は「病気ではない状態」というものだ。

また、次のような答もある。

「健康とはただ病気や身体の異常がない状態だけでなく、身体的にも、精神的にも、そして社会的にも、良好な状態にあることである」

たいへん優等生的な答である。それもそのはず、WHO（世界保健機構）が定めた健康の定義なのである。読んだ時点でなるほどとうなずいてしまうが、よく考えるとかなり抽象的であり、かつハードルが高い。「身体的にも、精神的にも」良好というのはわかるとして、「社会的にも、良好」となるとどうだろう。平たくいえば、勤務先で問題を起こさず、住んでいる地域にうまく溶け込み、仕事が順調で生活が安定している状態ということになろうか。

だが、複雑な現代日本の社会において、何も問題を抱えていない人も珍しい。自分に何の落ち度があるわけでもないのに、ある日突然リストラという憂き目に遭遇してしまったり、自宅の隣の敷地に高層マンション建設計画が持ち上がり、連日反対運動に奔走して血圧が上がったり、ウイルスメールや脅迫まがいの迷惑メールにとまどい、その対策に半日費やしイライラしたりする状態も、「社会的にも、良好な状態」とはいえそうもない。WHOの基準からみれば、現代日本人の多くは不健康だということにもなりかねない。

健康に対する考え方は、過去の体験や性格などによっても違いが出てきそうだ。たとえば、若い頃スポーツに親しみ、山登りなどもしていた人が、年齢を重ね、ある時、一キロメートルのジョギングで少々息苦しさを覚えたとしよう。彼が楽天的な性格ならば、「今日はちょっと調子が悪いな」という程度にしか思わないだろうが、完璧主義の性格であれば、自分の体力の衰えを感じ、ひいては健康状態に自信を失うかもしれない。

また、若い頃病気がちだった人が、毎日の散歩を習慣とするうちに、ある時、一キロメートルのジョギングができたとしよう。彼は、少し息苦しさを感じたとしても、少なからず自信をもち、ずいぶん健康になったという感慨をもつかもしれない。

つまり、同じ「一キロメートルのジョギングをして少々息苦しさを感じた」という状態でも、ある人にとっては特に意識することではないが、ある人にとっては「不健康の兆候」だったり「健康の兆候」だったりする。

一病息災？

健康の定義として、「病気ではない状態」という考え方とはまったく異質な考え方もある。たとえば、「現在、糖尿病と診断されていて、人から見れば健康とはいえないだろうが、食餌療法にも慣れ、日々の行動に特に支障はなく、毎日楽しくやりたいことをやっている。この状態も、自分では、まあ健康といえる」、という人もいるのだ。

病気をせず、健康で無事であることを「無病息災」というが、中年を過ぎると「一病息災」という言葉を使う人がいる。何の問題もなく健康と胸を張ってはいえない状態であるが、「まあ、そこそこ無事」のように使う場合が多い。なかには、自分の持病について、友人のような親近感をもって語る人もいる。

平均寿命が長くなり、一つぐらい持病があるのは当たり前で、病気とうまくつきあって、そのなかで自分なりに暮らしを楽しめればいいじゃないかという、悟りに近いようなゆったりした心構えとも受け取れる。

こうした、人と病気との妙に親密な関係は、東洋思想に基づく日本人独特のものらしい。立川昭二氏は「病を文化的にとり込むという特有の心性」といっている（『いのちの文化史』新潮社、二〇〇〇年）。

また、たとえ病気にかかっていても、やりたいことに果敢に挑戦したり、楽しみをみつけ笑って過ごせたり、その人らしい充実した生き方ができればすばらしい。好不調の波を含め、外部環境と折り合いをつけつつ、楽しく暮らしていけるならば、その人が自分自身のことを「まあまあ健康な状態」と評しても、それはおかしいと決めつけることはないだろう。

要するに、健康に対して完璧なる理想をめざす人がいてもいいが、その理想をすべての人にあてはめて考える必要はなく、各人自分に合った基準をもっていてよいと私は思う。そのためには、自分にとっての健康とは何か、自分の身体に問いかけ、対話してみる必要がある。

そして、身体の仕組みをよく知って、身体のもつさまざまな力を最大限に活かす術に目を向けたいのである。

健康のために何をしていますか?

具体的に健康や美容のために、人々はどんなことをしているのか。現状を知りたいと思った私は、勤務する短期大学で約一〇〇人の女子学生を対象に調査を行なってみた。学生を半分に分け、一つのグループの約五〇人には「健康のために心がけていること」について、もう一つのグループの約五〇人には「美容のために心がけていること」について、同時にそれぞれ自由回答で具体的に書いてもらった。

表1は、「健康と美容のために心がけていること」をまとめたものである。

まとめる際、似たような回答はできるだけ一つの項目にしていった(「ビタミン剤をとる」「サプリメントをとる」「健康によい薬を飲む」をまとめて「サプリメント・薬」の一つの項目にする、など)。そのため、かなりまとまった回答である印象があるが、たとえば「特定の食

表1　健康と美容のためにこころがけていること

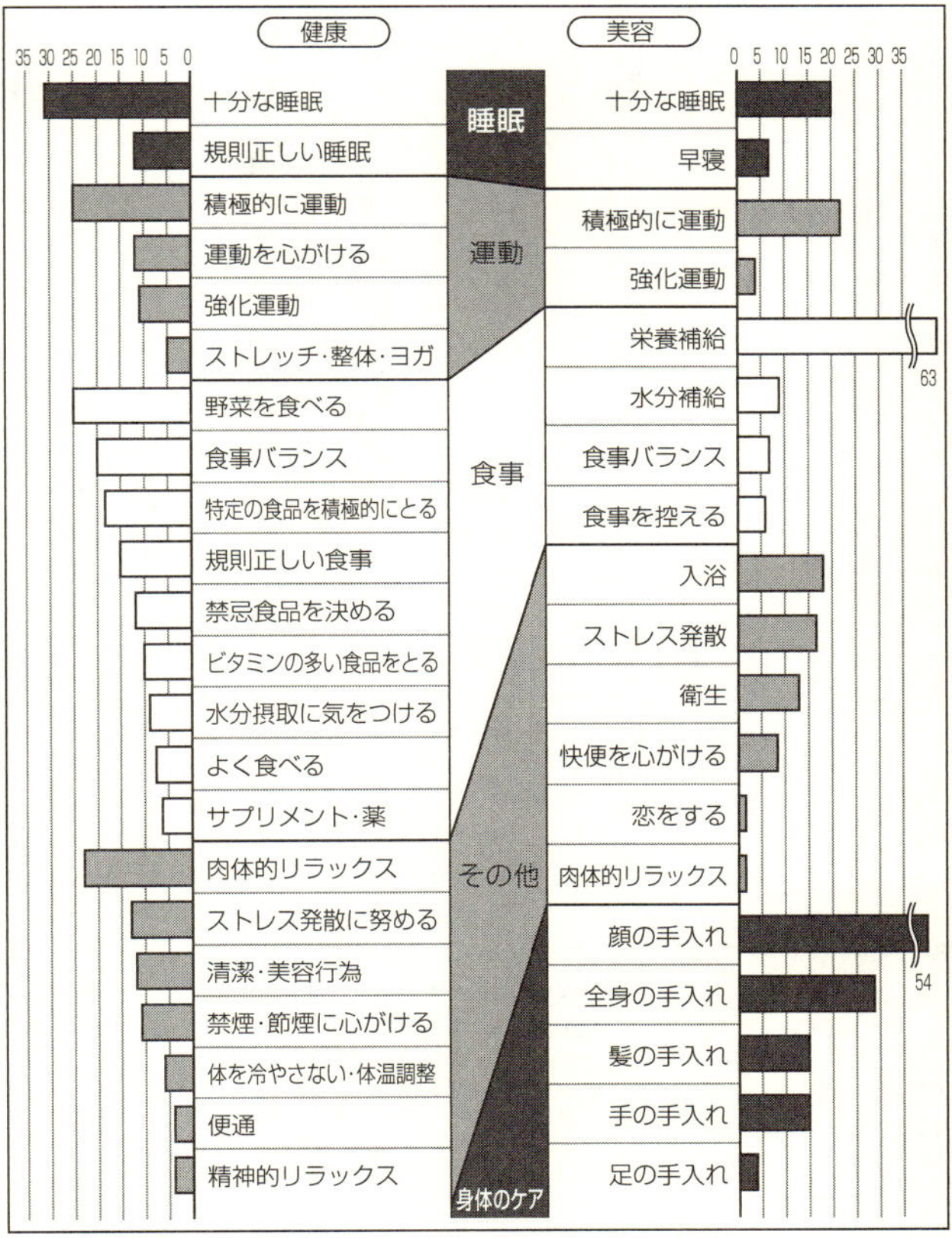

「健康美容論」大阪女子学園短期大学、2003年

品を積極的にとる」という項目では、実にさまざまな食品があがった。納豆、豆腐料理、にがり、カスピ海ヨーグルト、牛乳、乳酸菌飲料、ちりめんじゃこ、梅干し、ココア、日本茶、てん茶、タマネギ、アセロラジュースなど、まさに百花繚乱だ。

「健康のために心がけていること」の項目別で最も多かったのが「十分な睡眠」。二位には「野菜を食べる」「積極的に運動」が同数でつけている。

美容のために何をしていますか？

さて、「美容のために心がけていること」では項目別で一番多かったのが「栄養補給」だ。これは、サプリメントと特定の食品を含んだ数字である。二位が顔の手入れ、三位が全身の手入れと続く。八位同数で髪と手の手入れが入り、足の手入れも四人があげており、大きな区分では、身体の手入れが全体の回答の三七パーセントを占めた。

その手入れの内容は多岐にわたり、細々と書かれ、いかに「美容」が大問題なのか、改めて認識させられた。たとえば、「顔の手入れ」という項目だけでも、泡洗顔、やさしく洗う、洗顔後冷水でひきしめる、洗顔後に水分補給、蒸しタオル、日焼け止めをぬる、日焼けしないようにする、化粧水・乳液をつける、無香料・低刺激の化粧品を選ぶ、ファンデーションを厚ぬりしない、ベースクリームをしっかりぬる、あぶらとり、週二回パック、顔パック、鼻パック、水分補給パック、等々。「毎日真剣に外見をつくる」という回答もあって、思わず吹き出してしまったが、これは実はたいへん正直な回答なのであろう。

栄養補給の項目において、あげられたサプリメントや食品は以下のとおり。ビタミン剤、ビタミンCその他のサプリメント、ビタミンCとEの多い食品、果物、キウイ、キウイを皮ごと、ブルーベリー、プルーン、アセロラジュース、青汁、日本茶、ウーロン茶、発芽玄米、納豆、キムチ、ワカメ、ビール酵母、野菜ジュース、野菜、水分、スポーツドリンクを一日一・五リットル、牛乳、ヨーグルト、カスピ海ヨーグルト、乳製品、食物繊維の含まれるもの、ご飯をしっかり、等々。

「健康のために心がけていること」であげられた食品と同様、こうした食品群のなかには、「おいしい」という満足感、快さを基準にした時には決して選ばれないようなものも入っている。人にはそれぞれ趣味嗜好があるとしても、キウイを皮ごと食べるのは、どうも本当においしいからではなさそうだ。皮になんらかの効果があるという情報を聞かなければ、たぶん、その女子学生も皮は残すに違いない。「おいしい」という目先の快楽を抑えて、頭で思い描く未来の「美容」のために、あえてまずいものでも味のしないものでも食べる。五感で味わう食事ではなく、脳で考える食事ということか。

さらに「睡眠」「運動」、その他、ストレス発散、快便、リラックスなどがあって、これは、なるほどとうなずけるのだが、「恋をする」を二人があげているのには参った。恋をして美しくなるのはすばらしいことであるし、動物の本能からいっても正しい。しかし、彼女たちは、「自分の美容のために心がけて恋をする」らしい。昔から男は踏み台にされたり肥やしにされたりする場合もあるようだが、「まず自分の美容ありき」で恋をし、キウイの皮まで食べる美への情熱は、ご立派というしかない。

美容は土台から

現代の女子短大生に尋ねた、「健康のために心がけていること」「美容のために心がけていること」、この二つのデータを、表1で改めて見比べていただきたい。

多くの項目が、共通してあげられていることに気づかれると思う。順位は異なるが、十分な睡眠、バランスのとれた食事、水分摂取と水分補給、積極的に運動、ストレス発散、快便など。そして、例にあげたサプリメントや特定の食品においても、納豆、ヨーグルト、日本茶など共通するものは多かった。

健康と美容とは大いにつながりがあると、多くの人が認識していると思われる。また、現代の価値観による美しい容姿というものは、健康的なものだとも考えられよう。ダイエットをしてやせたい、白い肌になりたいという願望はよく聞くが、それでも、青白い顔色で今にも貧血で倒れそうな、なよなよとした風情の容姿をめざしているわけではないようだ。ビタミン剤を補給して納豆やキムチをバクバク食べ、寝る前にストレッチをする美容法は、若々しくメリハリのある健康美をめざすのであって、やつれ美人にはほど遠い。

さて、二つのデータを見比べて大きく違うのが、美容面では、身体の手入れについての回答が非常に多いが、健康面ではごく少数だというところだ。美容となると、やはり、「身体の外側」に集中するわけである。

だが、外側といっても、ファンデーションを厚ぬりし、メークアップ用品で顔をつくり込んでいく段階（「美粧」とよぶ人もいる）をあげた回答は、非常に数少なかった。「美容」で大切なことは何よりも土台だと彼女たちは認識しているようだ。トラブルのないきめ細かな美しい肌が、いかに求められているかが読みとれる。

もともと日本人の肌はきめ細かく美しいといわれるし、肌へのこだわりも強い。また、化粧法の流行の変遷で、どぎつい色を使ったメークよりも、化粧品は大いに使っているにしても「自然に見える」ナチュラルメークが主流の今、スキンケアすなわち肌の手入れは美容の核を成《な》すものとして、最大の関心事のようだ。エステ、角質ケア、美白、レーザー医療などのブームも肌への関心の高さを物語る。肌荒れやシミ、シワを隠してハリボテ式に仮面のような化粧をするのではなく、女性の意識は素肌を活かした方向へと向かっている。

決定打は常在菌だ

もちろん、身体の調子が悪ければ、吹き出物ができたり、顔色が冴えずファンデーションのノリも悪かったりなど、健康と肌のつながりは、多くの人が経験的に知っているだろう。十分な睡眠やバランスのとれた食事など健康面と共通する項目も、実は肌の美しさを得ようとしての対策のようだ。「美しい肌」に向かって、膨大な努力が注がれている。ただ、情報が多過ぎて何をどうしたらよいのか決定打がみつけられないままあれこれ試し、迷いつつ、健康と美容とのつながりを意識しているというのが現状といえそうだ。

私は美容や化粧の専門家ではない。微生物を研究し、人間と微生物（以降、一般的にわかりやすく〝菌〟という言葉を使う）の関わり方を考える立場にある。人間は、どういうふうに菌とつきあっていけば身体や生活全体が「快」の状態になるか、あれこれ考えているのだ。その私がなぜ美容に口を出すかといえば、「現代日本で求められる健康も美容も根は一つ、だれもが自分の身体にもつ常在菌を活かせばいいのだよ」と、いいたいがためだ。

美しい肌を得たいという現代日本の美容面における最大の願望は、常在菌を活かすことでかなえられると、ここで宣言しておこう。それはまた、身体を元気にして活力をみなぎらせることでもある。常在菌が生き生きしていることがすなわち健康ということであり、健康であれば、肌はきれいになる。

いったい常在菌とは何であるのか、どう活かすのかは第2章から述べていくこととして、もう少し、健康と美容について、歴史的な側面などを見ておこう。

「衛生」の誕生

短大生への調査から、現代日本の美容と健康は密接につながりをもっていることがうかがえた。美容は健康なくしてあり得ないというのは、多くの人にとってなかば常識かもしれない。だが、この考え方の基礎は、日本においては、近代になって改めて意識的に形づくられたものらしい。その背景を探ってみよう。

日本の近代化といえば、周知のとおり明治維新がその始まりである。開国とともに、古いものは捨て、とにかく西洋に追いつき追い越せというその時代、「富国強兵」という大スローガンが掲げられた。そのためにまず、西洋人に比べて劣る日本人の体格や健康の増進がはかられる。一八七二（明治五）年に学校制度がしかれ、体育は必修科目となり、その後、文部省は体操伝習所を設立して体育学教員の養成に取り組んだ。

また、明治初期、当時流行していたコレラなど伝染病（感染症）の撲滅も急務の一つだった。医学も生活意識もすべて西洋文明にならっての大変革が始まる。明治政府は、そのお手本をドイツに求め、医家出身の長与専斎《ながよせんさい》（一八三八〈天保九〉年～一九〇二〈明治三五〉年）を派遣、視察させた。長与は、帰国後、文部省医務局長に就任した後、一八七六（明治九）年、衛生局と名づけて内務省に改めて政府機関（後に厚生省となる）を創設したのである。

「衛生」は、もともとは『荘子』のなかにある言葉（「衛生之経〈生命をまもる根本の道〉」）で、ドイツ語の「ゲズントハイツプフレーゲ」の訳語として長与が採用した。現在も使われている意味合いで「衛生」という言葉が近代に登場したのは、この時が初めてであったとされている。思想や概念は西洋からいただき、その訳語も大和言葉でなく漢文からいただく。明治の日本人は舶来好きなのである。

一八八三（明治一六）年には民間機関である大日本私立衛生会（現在の財団法人日本公衆衛生協会の母体となった）が設立され、官民一体となって衛生思想は全国津々浦々に広められていく。「衛生演説会」や「衛生展覧会」などを開催し、伝染病やさまざまな病気を予防するために「衛生」についての知識を普及させた。庶民にわかりやすくするために、見せ物的な内容も多かったらしい。

「衛生」は、日本の近代化を象徴する言葉であり、人々に明るい未来を約束する、力強い正義の味方といったイメージを背負っていたのだろう。反対に、「不衛生」は人に害をもたらす存在であり、憎むべき悪者。その思想を全国民に行き渡らせ、西洋列強と肩を並べる近代国家を形成しようと、あらゆる手立てが講じられたわけである。現代でいうキャンペーンは大成功し、明治二〇年代からは、いわゆる「衛生ブーム」が巻き起こる。「衛生ぼーろ」「衛生無比のワイン」「衛生歯磨石鹸」など、「衛生」と名のつく商品が売れた。「衛生美容術」という美容法もこの頃登場したという。

衛生唱歌

一九〇〇（明治三三）年には「衛生唱歌」がつくられた。当時、歌によって自然に衛生的な生活が身につくよう工夫されたものだ。

衛生唱歌　作詞／三島通良《みしまみちよし》　作曲／鈴木米次郎（『近代体育文献集成』第二九巻、日本図書センター、一九八三年）

一段

略

その身体も精神も　健康ならずば強からじ

略

二段

人万物の霊として　忠孝二道をふまんには
幼きときより心して　左の法則を守るべし
よるは八時にねまに入り　朝は七時にとこをいで
よく口すすぎ眼を洗ひ　顔を拭《ぬぐ》ひて髪をとけ
食は必ずよくかみて　静《しづか》に咽《のど》にのみ下《く》だせ
湯漬茶漬を食すれば　消化を損《そこな》ふものと知れ
余りに熱き湯茶のむな　氷の如きも亦《また》わろし
熱したる身に水飲めば　風ひくことのあるぞかし

三段

すべての食物飲料は　腹八分よりすごすなよ
食後はしばらく休息し　さて運動にかかるべし
食するやがて湯に入るな　湯に入るときは石鹼《しゃぼん》もて
よく身体の垢をさり　且《か》つよくこすり拭ふべし

雨のあしたや風の日も　車に乗るな児童《こども》らよ
櫛風沐雨《しっぷうもくう》にきたへてぞ　身は金鉄になりぬべし
いとまある日は野辺にいで　清き空気を十分に
吸ふは滋養の食物を　食ふに劣らぬものぞかし

四段

略

五段

略

強壮偉大の魁男子《くわいだんじ》　健康艶美の真婦人
互ひに力を尽《つく》しなば　御国《みくに》は万歳万万歳

作詞の三島通良（一八六六〈慶応二〉年～一九二五〈大正一四〉年）は、明治・大正期の学校衛生研究者で医学博士。学校衛生の生みの親であり、母子衛生法の改良、三島式種痘法の発明なども行なった人物だ。一段は略したが、二段からは、細々とした生活上の注意に入っていく。内容的には身体的な点に限られており、身を清潔に保ち、飲食に注意し、免疫力をつけて病気にかからない強い肉体をつくろうという趣旨だ。現在の健康法に通じるもので、「衛生」と「健康」とを結びつけて説いている点に注目したい。

また、五段には、「強壮偉大の魁男子　健康艶美の真婦人」という言葉で、男女のめざすべき理想型を説く。ここに、「健康」という当時使われ出した言葉と「美」とが結びつく原点が見える。

一〇〇年以上前にいわれていることなのだが、このとおりにしていれば、現在でも健康維持に役立ち、感染症や食中毒は減るだろう。要は、自分で気をつけ身を守ることが、衛生、健康維持の基本中の基本なのだが、現代人はそれを忘れてしまう。いくら文明が進んでも、身体の根本的な仕組みは、たいして変わっていないはずだ。強い薬品や抗菌グッズなどに頼る前に、衛生唱歌をきっちり歌った方がよさそうだ。

江戸時代以前の美人は無表情

「美しい」という概念は、あいまいなものである。究極的には、人それぞれ基準が違っているのだろうが、その時代の流行もある。流行は、国により、時代により、大いに異なり、その基準に従って「美しく」なろうとする化粧法にも、ずいぶん違いがある。

はつらつとした「健康艶美の真婦人」が登場する前の江戸時代、上流階級の日本女性の顔は、今の基準で見ると、なにやら不健康そうである。肌はおしろいで真っ白くぬられ、眉は消されてわざわざ額近くの方に描かれ、歯はお歯黒で染められる。口元には紅をぬるが、その唇の大半はおしろいで消され、いわゆるおちょぼ口になっている。

平安貴族からずっと受け継がれているこの化粧法では、表情がまったくわからない。大口を開けて笑ったとしても、眉は動かず口のなかは真っ黒、無気味なだけだ。何があっても動じず、喜怒哀楽を表わさない涼しい顔をしていることが上品で高貴な人だ、という価値観に基づいた化粧法なのだそうだ。

江戸時代には、この化粧法は公家と武家の女性の義務であり特権でもあったのだが、歌舞伎など人気を博した芝居役者の白ぬりの影響もあって、市井にも同じような「白ぬり、おちょぼ口」の化粧が広まり、結婚すれば「眉なし、お歯黒」になった。鉛や水銀を使ったおしろいは高価なものなので、なかなか手に入らない。貝を砕いた粉である胡粉《ごふん》や米の粉、オシロイバナの種子の粉などがおしろいの役目を果していたらしい。

また、江戸時代後期には、薄ぬりが主流となり、米のとぎ汁で肌を白くする方法や、シワ、吹き出物対策の手入れ法を書いた本も出版され、大いに売れた。現代短大生の肌の手入れへの情熱とまったく同じだ。

薄ぬりが主流となった江戸時代後期だが、おしろいの色自体は真っ白で変わらず、眉なし、お歯黒は続いていた。明治維新で日本へ来た西洋人にとって、この顔はかなり気味が悪かったようだ。明治政府は、この化粧法を近代化に遅れた昔のものとして禁止令を出したが、浸透せず、一八七三（明治六）年とうとう皇后が「眉なし、お歯黒」をやめて西洋風のいでたちをした姿を見せ、やっと一般女性もやめるようになったという。

一六世紀フランスの美女の条件

美人の基準に関して、おもしろいものがある。一六世紀フランスの作家、ブラントーム（一五四〇?〜一六一四）著、『艶婦伝（Vies des Dames Galantes)』のなかに記された、美女の三〇の条件だ。

三つは白い　肌、歯、手
三つは黒い　瞳、眉毛、まつげ
三つは赤い　唇、頬、爪
三つは長い　体、髪、手
三つは短い　歯、耳、足先

三つは広い　胸、額、眉と眉の間
三つは狭い　口、腰、足首
三つは太い　腕、太もも、ふくらはぎ
三つは細い　指、髪、唇
三つは小さい　乳首、鼻、頭

スペインの貴婦人が、著者ブラントームに語ったという設定になっているが、こうした条件に類するものは、フランス、イタリアなどでも、古来いろいろと伝えられているようだ。

この基準をもとに絵を描いてみると、メリハリのあるややグラマラスな女性ができあがりそうだ。やさしい顔だちに、くっきりとした目もとや白い歯は、日本語の「明眸皓歯《めいぼうこうし》（澄んで美しい瞳と白くてきれいな歯並び）」という言葉を想起させる。

『艶婦伝』は、後世のフランス文学に多大な影響を与えた艶笑文学の古典的名作とされるそうだ。ユーモアと皮肉たっぷりに宮廷の貴婦人たちの性態を描き出した作品であるから、この条件にあてはまるのは、健康素朴なエロチシズムあふれる美女ということになるだろう。

ブラントームが活躍した一六世紀のフランスといえば、パリ郊外にフォンテーヌブロー宮がつくられ、イタリアの影響を受けてルネサンス芸術が花盛りを迎える頃。中世キリスト教の束縛から解放され、豊かな肢体をもつ貴婦人たちの寓意的な入浴図なども盛んに描かれた。それらの名画に登場する女性たちは、まさしく前記の三〇の条件を備えているようだ。

西洋文明の礎《いしずえ》であるギリシャ文明では、健康と美は切り離せないものと考えられていた。時代が進むと、手にわざと青筋を描いて病的な弱々しさを強調したりする化粧など、流行はいろいろあるらしい。だが、ギリシャの健康的な美の価値観は西洋文明の底辺を脈々と流れ、基調を成している。美人とは、「健康で、もって生まれた肉体、素肌が生き生きとしている人」なのである。

その価値観は、日本にも明治維新とともに輸入され、さらに独自の価値観も付け加えられ、現代に受け継がれているようだ。

男だって美しくていいじゃないか！

美容について語る際、話は女性に限定されがちである。本書においても、女子短大生を対象に調査し、美女について語ってきた。だが、最近は、化粧をする男性が増えてきたし、ごく普通の企業の営業職の人たちのあいだでも、顧客と会う時の身だしなみとして、コロンはいうに及ばず、歯を白くしたり、クリームやエステで肌を整えることが流行しているという。こうした風潮に、「男なのに化粧やエステだなんて！」と眉をひそめる人もいるが、実は、日本の男が化粧やおしゃれに縁遠くなったのは、明治維新からに過ぎない。

平安貴族といえば、男も白ぬりで、ぼわっとした眉を額に二つ描いて黒い歯がちらちら見えている姿を思い起こすだろう。本来の眉を消し、髪を染め、かぶとに香をたき、服装も凝りに凝って戦場に向かった。貴族ばかりではない。武士も化粧をし、江戸時代の町人たちも競っておしゃれをしていた。歌舞伎や能、狂言の装束の色彩の豊かさ、髪型、顔の作り方などを見てもわかるように、現代の洒落者でも到底かなわない感覚だ。

日本ばかりではない。西洋でもかつての貴族たちのいでたちを見れば、男性も化粧をし、かつらをかぶり、タイツを履いたり帽子に羽をつけたり、そのおしゃれぶりはとどまるところを知らない。また、アフリカや太平洋の島々の部族を見ても、男性が権力の象徴として派手な飾りをつけていることが多い。身を飾りたいという願望は、男女共通のごく自然な気持ちかもしれない。

ところが、社会が近代化するに従い、男性は地味になり、着飾って化粧をするのは女性に限定されていく。フランスでは革命後、日本では明治維新後の動きである。それはなぜなのだろう。

近代化とは、経済力と軍事力で強い国家を形成していく過程であった。国家のために膨大な労働力と兵力が必要であり、力の強い者が優秀な働き手ということになる。戦場ではもちろんのこと、生産現場でも、目的を決めてなるべく早く、なるべく多くの仕事をこなす合理主義が求められる。そこで、労働力である男性は、無駄なものは排除して労働に専念し、女性は働く男性を助け、次世代の労働力となる子育てに専念するという役割が最も合理的ということにされた。また、女性は、男性の稼ぎによって身を飾って社会的地位の高さを示す役割も与えられる。かくして、男性は学業や仕事に専念、女性は家庭にいてなるべくおしゃれをするという構図ができあがるのだ。

つまり、女はおしゃれをし、男は質実剛健でおしゃれなどしないものだという常識は、実は人間本来の心を抑圧してつくりあげられたものといってよいだろう。家庭というごく狭い世界に押し込められていた女性だけではなく、労働や戦場に駆り出されてきた男性のなかにも無理に「男らしく」自分をつくっていった人は多く、抑圧された存在だったというわけだ。

だから、化粧をし、エステでうっとりする男性は、何もおかしいわけではない。人間本来の心に従って、素直に行動しているに過ぎない。男も女も、おしゃれをしたい人はおしゃれをすればいい。ぜひ、男性も本書で「美人」になっていただきたい。

免疫と健康

先にあげた「衛生唱歌」のなかに、

いとまある日は野辺にいで　清き空気を十分に
吸ふは滋養の食物を　食ふに劣らぬものぞかし

とある。このくだりは、現代に生きる子どもたちに、ぜひとも実行してもらいたいところだ。現代日本には、「滋養の食物」があふれているにもかかわらず、アレルギーやアトピーに悩まされたり、病気がちの子どもが増えている。化学物質など複雑な要因がからむようだが、一つには、この「野辺にいで」の部分が不足していることも原因であると私は思う。

「そう、きれいな空気が不足しているんだよ」と、うなずく読者も多いだろう。転地療法をして、清き空気、静かな環境、よい景色でのんびりすればいいのだと。それはそうなのだが、実は、「清き空気」というよりも、私にいわせれば、「菌だらけの空気」こそ大事なのだ。

「それは逆だろう。菌のいない清き空気を吸いたいから田舎に行くんじゃないか」という反論には、断固「NO！」といわせていただく。野辺、すなわち自然の土のなかには、たくさんの種類の菌がバランスよくいる。土は風に乗って舞い上がる。菌も一緒に舞い上がり、空気中に漂う。これが、本来の自然の空気なのである。

ところが、アスファルトで土が覆われ、人間の数が多いところでは、菌の種類が圧倒的に少なくなり、その代わり、限られた菌の数自体は非常に増えている。そういうアンバランスな空気になっている。

自然界にいるいろいろな菌を少しずつ取り入れることによって、人間の腸の菌の量も種類も増える。それは、免疫ができるということだ。そうやって免疫をつくっておけば、ちょっと変なものが入ってきても、身体が自然に追い出せるようになっていくのである。

つまり、腸に菌がたくさんいて、土と同じように多様な菌がいる状態が、身体の自然な状態なのである。週に一度くらいは、「野辺にいで」、たっぷり菌を浴びなければ、人間の身体はどんどん弱くなってしまう。週に一度が無理ならば、夏休みには土のあるところで思いきり遊びたい。森林浴は、樹木の出すフィトンチッドに加えて、菌を取り入れるからこそ人間が元気になる。だから、「汚いから土をいじっちゃだめ」というのは大きな間違いだ。できれば泥んこ遊びが理想だ。

だからといって、土の汚れを放置しろとはいわない。汚れたらちゃんと洗えばいい。ケガをしたらきちんと消毒もしよう。だが、初めから土に触れることをせず、それどころか身の回りに殺菌剤をまき散らし、抗菌グッズで固めて無菌をめざすような過度のきれい好きは、どんどん自分自身を「不自然」に追い込み、弱くしているのである。人間は自然の一部だということを忘れてはいけない。

「腸のなかの菌はビフィズス菌だけでいいよ。ヨーグルト食べてるから大丈夫だし、他の菌はいらない。清潔、衛生が大事だといったじゃないか」、というあなた。身体はそんなに単純なものではない。害をもたらす菌からは身を守らなければならない。だが、むやみに無菌をめざしても、無菌というのは非現実的なことで、人間は菌なくしては生きていけない。

何事も行き過ぎはよくない。菌を全滅させるのではなく、菌をもって菌を制する術というものがあるのだ。その術が機能しやすい状態こそが「命を守る」という本来の意味での衛生であり、そして、健康であり、美容面でも優れた身体ということなのである。

自分の身体がどうなっているのか、どんな仕組みなのか、次章から見ていくこととしよう。

第2章　腸内常在菌を育てる

人の身体は何からできている?

健康と美容を求めるためには、自分の身体についてよく知っておかなくてはならない。

そもそもヒトの身体は何からできているのだろう。この疑問に対して、「骨と水とアブラ」と答えた人がいる。タイヤが三つくっついたようなその人のお腹を見て、なるほどと思ってしまった。

成分というおおまかなとらえ方で見てみると、身体は、水分、脂質、タンパク質、その他の化合物というふうに分けられよう。体重の六〇パーセントぐらいが水分であることは、多くの人がご存じだと思う。

では、もっと突き詰めて、元素という切り口で見てみるとどうなのか。人の身体は次のようなもので構成されているという。

●多量元素　酸素(O)・炭素(C)・水素(H)・窒素(N)・カルシウム(Ca)・リン(P)

●少量元素　硫黄(S)・カリウム(K)・ナトリウム(Na)・塩素(Cl)・マグネシウム(Mg)・ケイ素(Si)

●微量元素　鉄(Fe)・フッ素(F)・亜鉛(Zn)・鉛(Pb)・銅(Cu)、その他

●超微量元素　アルミニウム（Al）・カドミウム（Cd）・マンガン（Mn）・ヨウ素（I）・ニッケル（Ni）・金（Au）・コバルト（Co）、その他
（IAEA資料より）

一九七二（昭和四七）年にIAEA（国際原子力機関）が、標準的な体格の人間（男性、体重七〇キログラム）の体内に存在する三六元素として発表したもので、これが現在のスタンダードとされている。その後、測定法も進んでいるので、もっとさまざまな元素が測定できるだろうが、超微量元素であるにせよ、自分の身体のなかに、金やカドミウムまであるとは驚く。

もちろん、元素がそのままあることは珍しく、化合物となっている場合がほとんどだ。たとえば、水素はH_2Oという形（水）で存在する。

これらの元素が複雑に組み合わさって、小さな細胞ができ、身体ができ、動いている。細胞の数は、約六〇兆個。この数を意識すると、身体が全部すみずみまで生き生きと機能しているのは奇跡のように思えてくる。

こうやって、身体を構成する元素を改めて見てみれば、マグネシウムが大事だからにがりをとろう、亜鉛が不足すると味覚障害になるからサプリメントをとろうなど、事細かな最近の健康法にも納得がいく。こうした元素は、そもそも身体の組み立てが要求していることなのであって、欠けるといろいろ不具合が起こる。だが、最近特に注目される微量元素は、あくまでも

微量元素であり、そればかりに注目して大量補給しても、健康になれるというものではない。とり過ぎの弊害にも気をつけたい。

生きることは食べること

前掲の人間の元素を見ていると、人間は、自然の一部であることに改めて気づかされる。本来、土から生まれ、土に還る存在だ。地球の無機物を動植物が摂取し、さらにそれを人間が食べることによって、身体がつくられる。当たり前のことなのだが、人も地球の一部なのだ。そう考えると、環境汚染とは、自分の身体を汚す行為なのである。今日自分が捨てたゴミは、回り回って、また自分のところに還ってくる。何を買って何を食べるかを考えると同時に、捨てるものと、その処理について考えるのが、健康、美容の大本なのだと気づかされる。

地球が不健康になってくれれば、人間も健康ではいられない。ここで、環境問題を深く論じることはできないが、そんな大きな視野も少し念頭に置きつつ、自分の身体に考えを戻そう。

人間は、息を吸う、食べるという行為でしか、外部のモノは取り入れられない。人間を含む動物は、自ら動いてエサを求め、食べることで生命を維持する。そして、動物のなかでも人間が特殊なのは、食べ物を大量に計画的に生産・貯蔵したり加工したりすることである。毒の部分を取り除いたり、あたためたりという方法が次第にエスカレートして、よりおいしくして食べようとする。さらに、経済の発展にともない、栽培や流通に「食べる」以外の事情や思惑がからむ。

煮炊きして身体にいい場合もあるが、ビタミンやミネラルが失われ、せっかくの自然のバランスが崩れる場合もある。それを補給するサプリメントが登場する。そうこうするうちに、現代日本の食べ物は、生命を維持するという本道をはずれた枝葉末節がからみ合い、複雑怪奇とすらいえるものが増えた。

自分で選んでいるつもりでも、何が素材なのかわからないような食べ物も多いのである。何でもあって自由に選べるからこそ、自分の責任で注意しないと、身体をきちんと維持する食事はできない。手に入りやすく、何もせずにすぐ食べられる加工食品で簡単に済ませていると、とんでもないことになる。栄養失調や重度の貧血、免疫低下、それらにともなう結核など感染症に悩む人が年々増え、豊かそうに見える日本の食卓事情はボロボロだったりする。

だからこそ、多くの人が健康、美容に関する情報を入手するのに躍起になるのも無理はないのだが、ここはやはり出来合いのものに頼らず、生の素材を手に入れ、新鮮なうちに自分で調理することで、自然界のバランスを大きく損なわない食事を心がけたい。もちろん、加工食品すべてを否定するつもりはない。それは上手に利用したい。そのためにも、眼力を肥やし、手間を惜しまないことだ。健康、美容は、そうそう楽をして手に入るものではない。

常在菌は一〇〇兆個！

さて、食べ物を取り入れるだけでは身体は維持できない。歯で咀嚼《そしゃく》し、食道を経て胃や腸で消化して初めて体内に吸収される。こんなことは小学生でも知っているが、そこで、よく働いてくれているものの存在は、あまり意識されない。その存在とは、腸内常在菌だ（ヨーグルトの広告などで、一般に腸内細菌ともいわれるが、「腸内細菌科」との区別などまぎらわしい問題があるため、ここでは腸内常在菌という言葉を使う）。

腸内のビフィズス菌を増やすためにヨーグルトや乳酸菌飲料をとるという人も多いから、腸内常在菌（腸内細菌）もかなり名を馳せてきた。だが、同じ腸内常在菌でも、たとえば大腸菌などは、「汚い」「悪玉菌」などとよばれて敬遠される。

確かに大腸菌は、イメージが悪い。夏が近づくと海水浴場の水質検査をして、大腸菌が基準値より多いと遊泳禁止になったりする。大腸菌が多い海は汚い海。つまりは大腸菌は汚いものの代名詞のようでもある。

ところが、その大腸菌が、もし腸内にまったくいなかったら、分厚いステーキなど、消化できないだろう。実際、赤ちゃんの腸内は、善玉とよばれるビフィズス菌が多くて大腸菌が少ない状態なのだが、ミルクや離乳食しか消化できない。ステーキを与えたとしたら、すぐさま下痢をしてしまう。大腸菌は食べ物の消化に一役かっているわけだ。また、他のもっと危険な菌が侵入した時、攻撃して死滅させたりもする。非常にお世話になっているにもかかわらず、「あなたの身体に大腸菌がいる」というと、「きゃあ」と気持ち悪がられたりするのである。

大腸を中心にした消化管内には、この二つの菌以外にも、多くの菌が常在している。成人になると少ない人でも六〇種類、多い人で一〇〇種類、一〇〇兆個いるといわれている。その重さは合計すると約一〜一・五キログラムである。

常在菌がいるのは、腸内だけではない。口腔内に一〇〇億個、皮膚には一兆個いる。人間の細胞の数を思い出してほしい。六〇兆個である。その細胞よりずっと多い菌が私たちと一緒に生きているのだ。

「清潔好き」の人は、そんなに菌がついていてはたいへんだと大騒ぎし、洗浄力の強いボディーシャンプーを使い、ゴシゴシ身体を洗いまくり、血が出るほど歯を磨き、何度もうがいをするかもしれない。そして、抗菌タオル、抗菌下着、抗菌靴下のオンパレードで無菌生活をめざす。だが、そんな行動は、本来身体にいてくれなければ困る常在菌を虐待し、外から来る菌に対する抵抗力をなくし、わざわざ自分の身体を弱くしているだけだ。

常在菌は味方となってくれる存在なのに、ビフィズス菌以外はずいぶんひどい扱いを受けている。

常在菌はどこから来て、どこにいる？

そもそも常在菌とはどういうものなのか。

常在というからには、いつも人間の身体にいるということである。もともと、菌というものは、進化の過程において、最初に現われた生物とされている。ヒトが出現するはるか昔から地球で暮らしていた。

そこへ植物、動物が現われ、動物の一種であるヒトが現われる。菌は、暮らしやすいところを求めて移動する。それが、たまたま植物の近くだったり動物のお腹のなかだったりする。菌同士も勢力争いしつつ、居心地のよいところをみつけ、定住する。そういう過程で、ヒトの皮膚やお腹のなかに棲みつき、共存共栄の関係を結んだ菌が、ヒトの常在菌とよばれている。

菌にとっては、ヒトの身体は、一定の温度環境、エサとなるものの安定供給などがあるということで、棲みつくのに好条件である。腸内常在菌の場合、ヒトが毎日食べるもののなかで、消化吸収できない成分が彼らの主なエサとなる。そして、ヒトにとっては、腸内常在菌の存在によって、本来なら消化できないものでも消化され、他の菌から身を守るシステムができあがるなどの好条件がある。そのバランスを維持しているかぎり、双方安心して暮らしていけるのだ。

彼らは、皮膚、口腔、気道、消化管（腸内）に存在する。つまり、外界との接点に、常在菌は棲んでいる。母親の胎内にいる時には、胎児は無菌状態で発育するが、新生児として胎内から出てこの世に誕生するとまもなく、皮膚、気道、消化管などでいろいろな種類の細菌が増えていく。

その増え方も、常在菌の種類や全体の数も、人によって異なる。腸内常在菌を培養すると、寒天培地の上で多種多様なコロニー（集落）が出現し、その色調や形がお花畑を連想させる。たぶん腸のなかでもそのような状態なのだろうということで、その有り様は「腸内フローラ」とよばれている。人それぞれ、様子の異なるお花畑をお腹のなかにもっていると思うと、なかなか楽しい。

その腸内フローラの美しさは、菌の派閥意識の賜物だ。きっちりテリトリーを決め、新たに侵入してきた菌に対しては、しつこく攻撃を繰り返す。腸管自体のもつ免疫系と腸内常在菌の攻撃によって、「よそ者」の多くが排除されてしまう。そうやって、身体と共生できる菌、身体に害をもたらす菌を結果として選別しているわけだ。

免疫の仕組み

ここで、ごく簡単に免疫について触れておく。

字面を追うと、「免疫」の「疫」は病気、「免」は免れるという意味であり、つまり免疫とは、病気から免れるという意味になる。病気は、体内に病原菌やウイルスという異物が侵入したり、ガン細胞などの異物が発生することが引き金となる。身体には、その異物を排除しようという働きが備わっており、その働きを「免疫」「免疫力」などとよんでいる。

周知のように「免疫」という特別な器官が存在するわけではなく、骨髄、胸腺、脾臓《ひぞう》、リンパ節、扁桃《へんとう》、血管、皮膚、腸管などの各器官や組織が協力し合って構成された免疫系による働きだ。

私たちが普段呼吸している空気や、食べている食べ物、歩いている地面には、数えられないほど多くの菌やウイルスがうようよしている。目に見えないからのんびりあくびもしていられるが、もし見えたとしたら、悶絶しかねない有り様だろう。そのなかには、悪性の病原菌やウイルスも多々ある。そんな敵だらけの真っ只中で、私たちは生きていられる。それも、免疫系のおかげだ。

外界の敵から身を守る第一のバリアは、ヒトの身体を包む皮膚と、消化器官内の殺菌作用のある唾液や胃酸である。このバリアはかなり強力で、空気に触れたり、食べ物について入ってくる病原菌の多くを死滅させる。しかし、敵のなかには、このバリアを突破して侵入し、攻撃してくるものもいる。

こうして体内に侵入した病原菌やウイルスに対する第二のバリアが免疫系である。病原菌やウイルスは「抗原」とよばれ、この抗原に対して、二段階の免疫がある。

まず、第一段階は、「自然免疫」。異物侵入やガン細胞の発生自体は、別に珍しいことではない。それに対して、主に白血球のなかに存在する各種タンパク質（リゾチーム、インターフェロン）、マクロファージ、NK《ナチュラルキラー》細胞などが攻撃をしかける。NK細胞は、ガン細胞を死滅させる働きがあるものとして、ご存じの方も多いだろう。

ところがこの自然免疫が突破されてしまうと、適応免疫（獲得免疫）の段階となる。さまざまな抗原に対してぴったり結合できる抗体をつくって抗原の攻撃を抑えたり、キラーT細胞がウイルスの入り込んだ細胞ごと死滅させたりという、高度なテクニックによる戦いが繰り広げられるのである。

こうした免疫の力が低下したり、免疫に異常が生じたりすると病気を引き起こす。昨今、免疫異常の代表選手はアレルギーだ。本来なら、免疫反応が起きなくてよい物質、たとえば花粉、特定の食べ物などに過剰に免疫が働いてしまうのがアレルギーである。

たとえばスギ花粉はすっかり悪者扱いだが、本来は人間にとって無害である。ところが、おそらく化学物質などによるいろいろな条件が重なり、身体のなかに過剰反応を起こす仕組みができてしまう。つまり、スギ花粉を敵とみなして排除しようとするが、なにせスギ花粉の量ははんぱではない。体内では激しい拒否反応が続き、くしゃみや鼻水が止まらないたいへんな状態となるわけである。

アレルギーと腸内常在菌

アレルギーにもいろいろあるが、牛乳や卵など特定の食品に過剰に反応してしまう食品アレルギーについて触れておきたい。腸内常在菌と関わりがあるからだ。

本来、免疫系は、「自己」と「非自己」を区別し、自己は攻撃しないが、侵入してきた非自己は攻撃・排除する仕組みになっている。他人に厳しく自分に寛容というのが免疫系のポリシーというわけだ。だが、考えてみれば、食べ物や腸内常在菌は「非自己」である。それなのに、なぜ攻撃をしないのか。

免疫系は、「非自己」について、それが自己にとって危険なのかそうでないのか、ちゃんと判断しているのである。だから、先ほどのポリシーは、「自己は攻撃しないが、自己に危害を与えそうな非自己は排除する」という限定付きなのである。たいへん賢いのだ。

また、「経口免疫寛容《けいこうめんえきかんよう》」なる性質ももつ。血液内などに侵入したら危険なものであっても、口から食べる分には、安全とみなして免疫反応を起こさないというものだ。たとえば、普通そんなことはあり得ないが、食品が直接血管内に入るような事態があったら、免疫反応が起きて人間は死んでしまうだろう。その食品に対するアレルギー体質でない人であっても、すべての人が受けつけないのだ。ところが、口から食べる分には免疫反応は起きない。ある食品を食べることで過剰な免疫反応を起こすのは、一部の人に限られている。これが、「経口免疫寛容」である。

ここで登場するのが、腸内常在菌だ。「口から食べる分には免疫反応が起きない」のは、免疫系である腸管が、アレルギー反応を起こさせない働きをしているからだ。そのアレルギー抑制作用に腸内常在菌が大きく関係しているようなのである。腸内常在菌がいなければ、非常に多くの食べ物に対して、アレルギーが起こってしまうらしい。

そして、腸内常在菌というものも、ヒトの身体にとってもともと「非自己」であるはずなのに、免疫系は攻撃をしない。腸管は腸内常在菌を「危害のないもの」として受け入れ、腸内常在菌は、自分たちでテリトリーを築いて棲みやすい状態をつくり、口からどんどん入ってくる食べ物の分解に関わったりしている。その結果、腸内常在菌はヒトの身体になくてはならないものとして共存共栄関係を結び、多くの人間は「たいていのものを食べても大丈夫」という身体を維持しているのである。腸内常在菌のありがたさがおぼろげながら見えてきた。

有益菌と有害菌

一口に腸内常在菌といっても、先述したように、成人には六〇から一〇〇種類、一〇〇兆個が棲むといわれている。そのすべての具体的な働きは解明されていない。また、どんな種類の菌がどれくらいの数で存在しているかは、人によって違うし、同じ人でも年齢によって、またその時々によって変わってくる。

この変動の理由は、免疫系にあるといわれる。免疫は、人それぞれ大きく違う。アレルギー体質の人、風邪を引きやすい人、お腹をこわしやすい人、いろいろだ。この免疫の在り方と腸内常在菌の在り方に、関係があるらしいといわれているのである。だから、同じ大腸菌群の一種であっても、ある人の腸には常在していても、その菌が他の人の腸に侵入すると、免疫系の腸管が敵とみなして攻撃することもあり得るわけだ。

基本的には、免疫系は、危険な病原細菌を排除する。たとえば、チフス菌、ペスト菌、O157などが腸内に侵入すれば、免疫系は反応し、菌自体を攻撃、破壊する。

ところが、腸内常在菌のメンバーには、病原性をもっていて免疫系が攻撃してもよさそうな菌や、身体にとって有害な物質を産生する菌もいるのに、これらの菌に対しては免疫系は反応を示さない。非常に不思議なことだ。免疫系の攻撃を防止する働きかけをする物質を含んでいる菌がいるらしいともいわれる。特別メンバーズカードで免疫系をパスし、腸内に棲んでいるようなものである。毒や害もほどほどならば「身の内」なのか。そこが菌の世界の不思議なところでもあり、難しいところでもある。

そして、一般に、腸内常在菌は善玉菌・悪玉菌と分けて説明されているが、それは、あくまで人間から見ての話である。どの菌も、与えられた環境下で生き延び、増殖しているに過ぎない。結果として毒素が出て人間にとって不幸な結果がもたらされたりもするが、もともとの性質が善であったり悪であったりするわけではない。「悪玉」と称される菌でも、免疫系が攻撃をしかけずに腸内に棲まわせているからには、どうも全面的に「悪玉」とはいい切れない働きもしているようなのである。

そこで本書では、仮に「有益菌」「有害菌」という言葉を使いたい。この言葉も便宜的なものであるが、人間にとって有益な働きをしてくれるものと、害のあるものに、一応分けて考えてみる。

「有益菌」の代表は、ビフィズス菌、ラクトバチルス菌など。この二つは共に乳酸菌群の一員だ。有益菌の多くが、乳酸菌群である。一般的に、酸、特に乳酸を出すものを総称して乳酸菌とよんでいる。炭水化物を消費して乳酸をつくり、腸内の環境を酸性に保つ。結果として多くの病原菌が腸内に侵入してきても、それを排除する役に立っている。腸内の有害物質の掃除を

図1　人体常在菌の数と種類

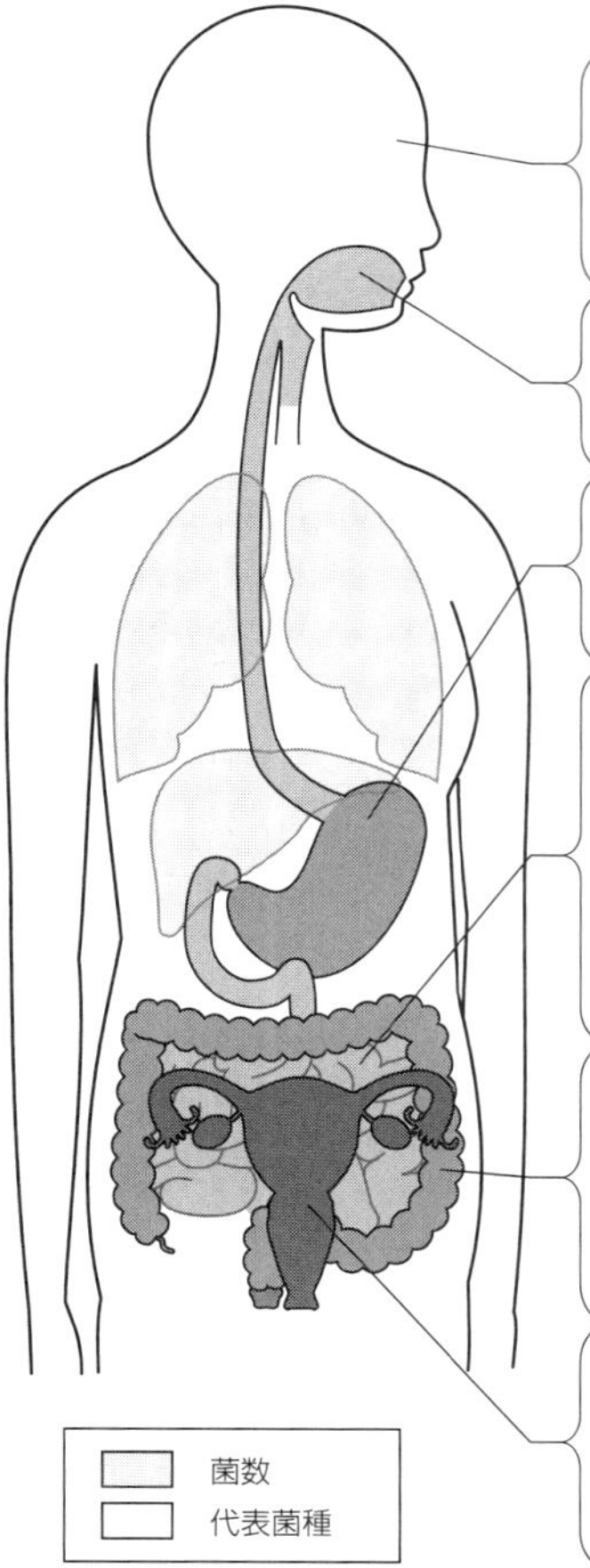

部位		菌数・代表菌種
顔面		$10^{3\sim7}/cm^2$
		アクネ菌
		表皮ブドウ球菌
		マラセチア（酵母）
口腔		$10^{7\sim10}/mL$
		ミュータンス菌など
胃		$10^{3\sim5}/mL$
		ピロリ菌など
		口腔内常在菌類（通過菌）
小腸	空腸	$10^{3\sim5}/mL$
		エンテロコッカスなど
		口腔内常在菌類（通過菌）
	回腸	$10^{4\sim8}/mL$
		ビフィズス菌
		乳酸菌,エンテロコッカスなど
大腸（下行結腸）		$10^{10\sim11}/mL$
		ビフィズス菌
		バクテロイデス
		大腸菌など
膣内		$10^{5\sim7}/mL$
		ビフィズス菌
		乳酸菌など

牛嶋彊『人体常在菌　共生と病原菌排除能』（医薬ジャーナル社、2001年）より引用、改変

図2　微生物の大きさのイメージスケール

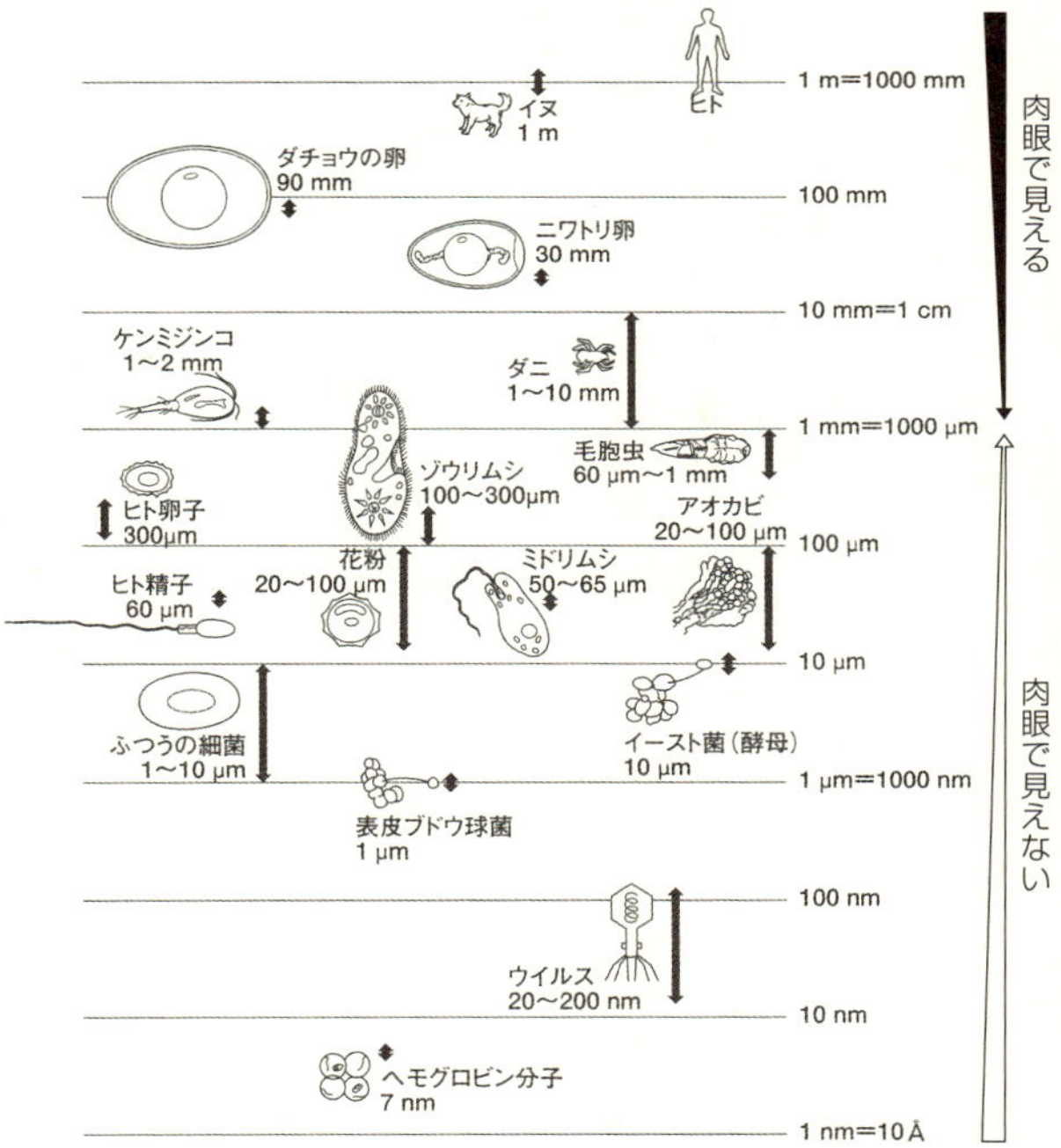

ヒト
1 m=1000 mm
イヌ
1 m
ダチョウの卵
90 mm
100 mm
ニワトリ卵
30 mm
10 mm=1 cm
ケンミジンコ
1〜2 mm
ダニ
1〜10 mm
1 mm=1000 μm
毛胞虫
60 μm〜1 mm
ゾウリムシ
100〜300μm
ヒト卵子
300μm
アオカビ
20〜100 μm
100 μm
花粉
20〜100 μm
ミドリムシ
50〜65 μm
ヒト精子
60 μm
10 μm
ふつうの細菌
1〜10 μm
イースト菌（酵母）
10 μm
1 μm=1000 nm
表皮ブドウ球菌
1 μm
100 nm
ウイルス
20〜200 nm
10 nm
ヘモグロビン分子
7 nm
1 nm=10 Å
肉眼で見える
肉眼で見えない

し、ビタミンB群などをつくり、人間にとって有益な働きをしてくれる菌たちである。

一方、「有害菌」の多くはタンパク質を分解し、その時に腐敗物質を出す。その腐敗物質が発ガン性であったり、結果として血液中に毒素を送ったりして身体の不調につながるのである。

その代表が、ウェルシュ菌。

ウェルシュ菌は、アンモニア、インドールなどの腐敗物質を出す。オナラやウンチがくさいのは、この菌のせいだとされる。赤ちゃんにはこの菌が少なく、ビフィズス菌が多いため、ウンチもそれほどくさくないが、加齢とともにウェルシュ菌が増え、ウンチはくさみを増していく。

また、大腸菌群やバクテロイデスなど、有益とも有害ともいい切れない菌もたくさんいる。

大腸菌というと、悪玉菌のイメージが強いが、大腸菌群には種類が多く、実際には、そのほとんどが病原性をもたないのである。身体が弱り、免疫力が極端に低下した時に感染の原因菌となるが、普段は、タンパク質を分解し、ビタミンをつくり、侵入してきた菌を攻撃して過ごしている。そういう働きを見れば、有益菌といってもいいほどだ。

バクテロイデスという菌も、腐敗物質を産生し、有害菌とされることも多い。だが、通常は、抗体の産生に関わり、免疫系にとって有益に働いているということがわかってきた。

こうした、有益とも有害ともいい切れない菌のことを、「日和見《ひよりみ》菌」とよぶ場合もあるが、このよび方も、実はややこしい問題を抱えている。

日和見菌の存在とは？

もともと、日和見とは、形勢をうかがい、その場その場の都合で自分の態度を決めることだ。今日の医療の現場では、普通、健康な人にとっては病原性がほとんどない菌による感染で、病気にかかること、有益菌であっても、生体側が弱っていると病原性を出して感染する、そういう感染を日和見感染といっている。

病原性の高い、たとえば結核菌などで感染する、通常の感染症とは分けたいい方なのだ。そして、結果的にその原因となった菌を日和見菌とよんでいるのである。有名なところでは、普通の人の皮膚に常在してバリアの働きをもつ有益菌に表皮ブドウ球菌というものがある（この菌については第3章で詳述する）。この、まったく問題のないはずの菌が、免疫力の低下したお年寄りの院内感染の原因となるケースがあった。黄色ブドウ球菌ならともかく、まさか表皮ブドウ球菌による院内感染が起こるとは、と専門家のあいだで問題となった。これは日和見感染の典型であり、この場合、結果的に、表皮ブドウ球菌が日和見菌とされるのだ。日和見菌になり得るかどうかというのは、生体それぞれその時々の状況によって異なってくるわけだ。

もっとも、こうした院内感染が登場する以前は、その人のもともともっている菌、生体に常在する菌やウイルスでの感染のことを、日和見感染といっていた。たとえば、ヘルペスウイルスなどが生体にあって、普段はなんともないが身体が弱った時に感染症状が出てくる場合が、その典型だ。

ところが、病原性などないとされる菌で感染が起きてしまうような院内感染が増えてから、日和見感染の概念も変わってきたということなのである。

腸内常在菌の場合も、本来は、この菌が日和見菌だと最初から決定するわけにはいかない。大腸菌群やバクテロイデスなど、病原性の低い菌が、免疫が低下した時に日和見感染を引き起こす原因となったら、結果として日和見菌とよばれる。つまり、「日和見菌候補」なのだ。

現在のところ、人間にとってありがたいことずくめのビフィズス菌でも、将来、特殊な抗生物質の登場などで、他の菌が全滅して腸内がビフィズス菌だけになってしまったとしたら、ひょっとすると人間にとって有害な面が出てくるかもしれない。そうした時には、ビフィズス菌であっても日和見菌にならないとはいえないだろう。

仮定の話はともかく、現在のところ成人のお腹のなかでは有益菌の数よりも有害菌と日和見菌候補の数の方が多い。そして、身体の免疫が低下すると、有益菌はさらに減少し、腸内フローラの様相は大きく変化する。ただし、免疫が低下するから腸内フローラの様相が変わるのか、腸内フローラが変わってくるから免疫が低下するのか、その因果関係は明らかではない。

また、腐敗物質を産生する菌の増殖が、体調不良、肩凝り、便秘の原因となり、ガンを誘発するとされるため、有害菌や日和見菌候補は目の仇《かたき》にされる。だが、彼らの増殖のきっかけをつくっているのは、実は人間自身という場合もある。肉類ばかりの食事や、暴飲暴食なども増殖のきっかけになるのだ。肉ばかりが腸に送られてきて、ヒトの酵素だけでは消化ができず、有害菌たちのエサになり、彼らは元気倍増、増えていく。増える環境をつくっておいて悪者扱いというのも、ひどい話ではないか。

育菌の発想とは

再三述べるように、有益、有害という分け方は便宜的なものであり、常在菌全体の存在をないがしろにしては、人間はうまく生きていけない仕組みになっている。もし、完璧に無菌状態で無菌の食べ物を食べるならば、常在菌がいなくても人間は生きていけるだろう。古くから、無菌動物をつくる実験も繰り返されている。だが、この世で普通に生きていくかぎり、人間は菌と共存共栄関係をとるしかない。

そして、有害菌だからといって、それだけを排除しようとしても、そうはいかない。有害菌を駆逐しようと、抗生物質を大量に投与したあと、腸の調子が悪くなることは、多くの人が経験していると思う。腸内常在菌が少なくなり、消化を助けられずに腸のぜん動運動にも支障が出てくるのである。

常在菌を無視しては、人の身体はうまく機能しない。しかし、発ガン性のある腐敗物質を出す有害な常在菌もいる。病原性をもつ常在菌もいる。いったいどうすればよいのか。

答は一つ。有害菌の増殖を抑える努力を人間がすればよいのである。

病原性のある菌であっても数が増えなければ発症しないし、腐敗物質を出す菌も少なければ、ちょっとウンチがくさいだけで特に問題は起きない。では、どうすれば、増殖を抑えられるのか。それは、有益菌に増えてもらえばよいのである。

菌の世界には、厳しい勢力争いがあり、一つの勢力が優勢であれば、他は増殖が抑えられる。だから、人間に有益な菌に元気に活動してもらえば、人間にとってバランスのとれた腸内フローラが保てるのである。

私は、常在菌を積極的に「育てる」意識をもってはどうかと思う。本来、菌は放任主義でいいはずなのだ。しかし複雑怪奇な食生活をし、複雑怪奇な世の中を渡っていかねばならない現代日本人に棲みついている菌には、少しは気をつかって「育てて」やらなければかわいそうではないか。人間の子どもも、ある程度の年齢まではお乳をやり、身体を守ってやらなければ育たない。寒々しい事件が頻発する現代にあっては、なおさら、育児に気をつかう。ましてや菌は、他ならぬ自分の身体に棲みつくもの、だれかが面倒を見てくれるわけではない。責任をもって自分で向き合う方が得策だろう。

腸内常在菌に関心をもち、有益菌については積極的に増やし、全体のバランスをよくするという発想を、ここでは「育菌」とよんでおこう。育菌によって、免疫力を上げて健康を維持することも不可能ではないだろう。

ビフィズス菌

腸内環境をよくするには、乳酸菌群を積極的に育てたい。ここでは、最も手近なところで、ビフィズス菌に注目してみる。

有益菌の代表格、ビフィズス菌は、いったいなぜこんなにありがたがられているのか。その働きを見てみよう。ビフィズス菌の働きは、大きく分けて四つある。

(1) ブドウ糖の分解

ブドウ糖を分解して乳酸や酢酸をつくる。つくられたものを産生物質とよぶ。このビフィズス菌の産生物質が、腸内の環境を酸性に保つため、結果として、アルカリ性を好む病原菌の増殖を抑える。

(2) 腸内のおそうじ

有害菌は、タンパク質を分解する過程でアンモニア、硫化水素など腐敗生成物をつくる。先述したように、これがオナラやウンチのくさいニオイの原因となる。くさいだけならまだいいが、便秘や下痢、そしてガンなどの病気をもたらす。ビフィズス菌にはこの腸内の腐敗を抑える働きがある。有害菌も、タンパク質の分解で役立っているわけだが、後始末がどうもいけない。ビフィズス菌は、タンパク質を食べ過ぎる食生活の後始末をし、腸内をおそうじしてくれている。

(3)ビタミンをつくる

体内にビタミンB群、ビタミンKなどをつくりだすといわれている。

(4)免疫力の向上

ビフィズス菌自体も、侵入してきたウイルスや菌に攻撃をしかけて、増殖を抑えたり死滅させる働きをする。さらに、菌が自己融解した成分が腸管から吸収され、免疫力の向上に役立つこともあるとされている。

このように、人間にとってたいへんありがたい働きをするビフィズス菌は、赤ちゃんの時をピークとして、どんどん減っていく。代わりに大腸菌やウェルシュ菌などが増える。結果的に何でも食べられる丈夫な胃腸にはなるのだが、その代償にくさいオナラとウンチを得る。便秘もする。病気にもなる。だから、ビフィズス菌を摂取しようとヨーグルトや乳酸菌飲料をとる。

しかし、ビフィズス菌の入ったヨーグルトや乳酸菌飲料だけを摂取しても、ビフィズス菌は増え続けることができない。もともと腸に棲みついているビフィズス菌とヨーグルトに入っているビフィズス菌とはちょっと違っていて、ヨーグルトのビフィズス菌が腸のなかで増え続けることはできない。ヨーグルトのビフィズス菌は、腸内をゆっくり進みつつ、乳酸をつくりだし、有害菌の増殖を抑える働きをしつつ、便となって出ていく。腸内に棲みついているビフィズス菌の助っ人の役割を果すのである。

だから、ある日三リットルのヨーグルトをまとめて食べて一ヶ月もたせようというような食べだめは効かない。毎日、食べてこそのヨーグルトなのだ。

また、お腹の空いている時にヨーグルトを食べても、菌は胃酸にやられて腸まで生きたまま到達しない。もっとも、ビフィズス菌も含めて乳酸菌群は、死んでもその産生物質が有効に働くのだが、どうせヨーグルトを生で食べるのならば、食前ではなく、何かを食べながら、あるいは食後に一〇〇グラム以上まとめて食べる方がよいと思われる。

そして、育菌のためには、ヨーグルトを食べる時にもう一つ気をつけたいことがある。

オリゴ糖と繊維質のお弁当をもたせて「育菌」！

ビフィズス菌に元気よく活動してもらうには、海藻類、根菜・イモ・豆を含む野菜類、それにオリゴ糖を一緒にとった方がよい。

海藻類、根菜や豆を含む野菜類というのは、つまり食物繊維を多く含む食品である。これは、ビフィズス菌の活動促進というよりも、腸内環境全体を整えるためだ。

食物繊維は吸収されないから、昔は栄養素として何の役にも立たないものとされていた。だが、最近この食物繊維が重要視されるのは、繊維があることによって、ウンチの状態がよくなり、便秘解消に役立つからである。

消化のあとにカスの残らない肉の脂身のようなものばかりをとり続けていると、腸の粘膜が刺激されずに排便が起こりにくくなる。大腸壁を刺激してぜん動運動を起こさせ、便通を正常に戻すためには、毎日二〇グラムほどの食物繊維質をとることが必要といわれる。食物中の繊維は、胃や腸ではほとんど消化されない。また繊維は、水を含む性質があり、消化管のなかで水分を吸ってふくらみ、腸のぜん動運動を促進させる。そして、腸内にすき間をつくり、常在菌が活動する空間もできる。結果としてふわふわのウンチができていくのだ。

繊維質を多く含む食品が、最初にあげた海藻類、根菜・イモ・豆を含む野菜類など。穀類も繊維質が多い。食物繊維とは、植物細胞の壁をつくるセルロースなどの物質の総称であり、ペクチンや、こんにゃくに含まれるマンナンなども、その一種とみなす場合もある。野菜が身体にいいのは、ビタミンなど栄養面だけでなく、有益菌を育てる環境づくりという面もあるのだ。

食物繊維で環境を整えたら、今度はエサである。菌にはそれぞれ好きなエサがある。ビフィズス菌の場合、それはオリゴ糖である。オリゴ糖は、糖が二個から一〇個結合したもので、ビフィズス菌の増殖を助けるビフィズス因子の一つである。オリゴ糖入りヨーグルト、という製品もあるから知っている人も多いだろう。オリゴ糖は、胃酸にも負けず、小腸でも消化されずに大腸まで届いてビフィズス菌のエサになる。

オリゴ糖をつくる材料はいろいろな種類があり、製品にもな

＊オリゴ糖豆知識

オリゴ糖の「オリゴ」とは、ギリシャ語で「少ない」という意味。一般に、ブドウ糖や果糖などの単糖類（それ以下には分けられない糖）が2〜10個結びついたものを総称して、オリゴ糖とよぶ。二糖類であるショ糖や乳糖、麦芽糖も、この定義からするとオリゴ糖ということになるが、最近では、オリゴ糖は天然成分になんらかの作用を加えてつくられる、次のような糖を指す場合が多い。普通の砂糖（ショ糖）に比べ、甘味が少ないが、低カロリーで虫歯の原因になりにくい点も注目される。

- フラクトオリゴ糖：原料はショ糖で酵素を作用させてつくられる。
- 大豆オリゴ糖：原料の大豆から天然成分を抽出、分離してつくられる。
- 乳果オリゴ糖：原料はショ糖、乳糖。
- ラフィノース：原料はビート（砂糖大根）、糖蜜。
- ガラクトオリゴ糖：原料は乳糖。
- キシロオリゴ糖：原料はトウモロコシ。

っている。また、食べ物にももちろん入っている。きな粉、バナナ、タマネギ、ゴボウはその代表だ。この四つの食品は、食物繊維も豊富で、ヨーグルトと一緒にとれば、ビフィズス菌は大喜びだ。

メニューを考えるとすれば、ゴボウとタマネギをスライスして水にさらし、ヨーグルトドレッシングで和え、サラダとして一品。整腸作用のあるニンジンや緑の野菜を加えると色もきれいになりそうだ。そして、バナナ、きな粉ヨーグルトのデザート。

どうも、そういうメニューは乗り気ではないという方は、無理して食べる必要はない。どんなに身体によいといわれるものでも、いやいや食べるとストレスが増す。根菜や豆のシチュー、あるいは煮物など食べて、あとでヨーグルトを食べればそれでよい。なにはともあれ、ビフィズス菌のために、食物繊維で腸の環境づくりをし、オリゴ糖のお弁当をもたせてやるのが正しい「育菌」であると、覚えておいてほしい。

忘れちゃならない発酵食品

さて、ヨーグルトが苦手、という人はどうしたらいいのだろう。心配ご無用、他にも乳酸菌を含む食品は、たくさんある。味噌、しょうゆ、漬け物（ぬか漬け、たくあん、浅漬けなど）など日本の伝統的な食品も忘れてはならない。

自然環境にはたくさんの乳酸菌群がいて、古来、世界中あらゆるところで、乳酸菌の作用による発酵食品がつくられてきた。動物性乳酸菌によるものでは、酪農を中心とする地域のヨーグルトやチーズなど、植物性乳酸菌によるものでは、ドイツのザワークラウト、中国のザーサイ、韓国のキムチなど。

また、多くの発酵食品では、乳酸菌群とは異なる真菌《しんきん》の一種、酵母も活躍する。パン、酒類も、菌なくしてはできない食品だ。納豆は納豆菌によってできあがる。このように、それぞれの土地に生きている微生物は、人間の食生活を豊かにしてきたものである。風土に合った発酵食品が長くつくり続けられ、食べられ、その結果、人間の腸内常在菌も、風土に適応してきたと考えられる。チーズをつくる小屋、味噌やしょうゆの蔵、漬け物樽などには、昔からの菌が棲みついて、独特の味わいが保たれてきたという。

日本では、ここ数十年のあいだに食生活も大幅に変わり、世界中から輸入したもの、工場で大量生産されたものが食卓の中心になっている。人は土から離れ、人の暮らしは風土とつながりをもたなくなってきた。新しいものを積極的に取り入れることもいいが、伝統的なものももちろん大事にし、そこに息づく知恵を学びたい。

先にあげた、味噌、しょうゆ、漬け物類、納豆、酒、酢など発酵食品をふんだんに使った和食は、繊維質を多く含む根菜、海藻も多く使うから、腸内環境のためには非常によい食事だといえる。

また、韓国のキムチは、乳酸菌群の一つ、ラクトバチルス菌が非常に多く含まれることで知られる。本場の焼肉店では、どこの店でも、キムチは注文しなくても出てくる。そして、日本人は、肉ばかりに集中しがちだが、サンチュという大きな葉っぱで肉とキムチを巻いて一緒に食べるのが本場流だそうだ。この食べ方は、まさに腸内環境にとって最高ではないか。肉を食べても有害菌はそれほど増えず、キムチに含まれるラクトバチルス菌の働きで腸内のビフィズス菌も元気になり、白菜やサンチュで繊維質もたっぷりなのだ。これからは焼肉を食べる場合は、ぜひ本場流の食べ方をしたいものだ。

ただし、いくら発酵食品が身体によいといっても、昨今、店頭に並んでいるもののなかには、短期間に大量につくられているものも多い。キムチやぬか漬けなどの漬け物も、調味液にちょっと漬け込んだだけというものもあるのが実態だ。昔からの菌が棲む蔵のなかで、じっくり手間ひまかけてつくられたものとは、かなり違う食品だといわねばならない。発酵食品の働きを期待して、手軽に買える安価な漬け物だけを大量に食べても、あまり効果がないばかりか、塩分過多で身体によくない場合もあるので気をつけよう。

調味料にしても、たとえば、しょうゆは本来、大豆と小麦と塩だけが原材料であり、天然醸造のしょうゆは、一～二年かけてじっくり発酵、醸成される。時間をかけると、味や風味がよくなるのは、それだけ乳酸菌やコウボが生き生きと働いたからだ。天然醸造のものは、値段も高いが、それは作り手の手間の対価であるのはもちろん、身体に有用な菌の働きがより多く含まれる対価でもある。身体によいものは、それなりの手間ひまがかかるということを覚えておこう。

昨今のスローフードは、まさにじっくり時間をかけた食品、そして風土に根ざした食生活の見直しであり、それは、腸内常在菌にとっても、たいへんうれしいことなのである。

母乳と分娩室で母子の絆はバッチリ

ビフィズス菌を増やす上で、現在の科学の先端をもってしてもかなわない優れたものがある。それは、母乳である。母乳にはオリゴ糖がたくさん含まれている。だから、母乳で育っている赤ちゃんのウンチには、ビフィズス菌が多いのだ。母乳にはその他、免疫抗体、サイトカインなども含まれ、赤ちゃんに抵抗力をつける物質が与えられる。菌だらけの世の中を渡り、菌と共生できるようにしてやることが、母親の第一の役目ということか。

ところで、赤ちゃんの身体の最初の常在菌は、いったいどこから来ていつから棲みつきだすのだろうか。

胎児が母親の胎内にいるあいだは、無菌で育っている。子宮は、膣という外界との連絡通路

図3　新生児の生後7日目までの糞便菌叢の推移

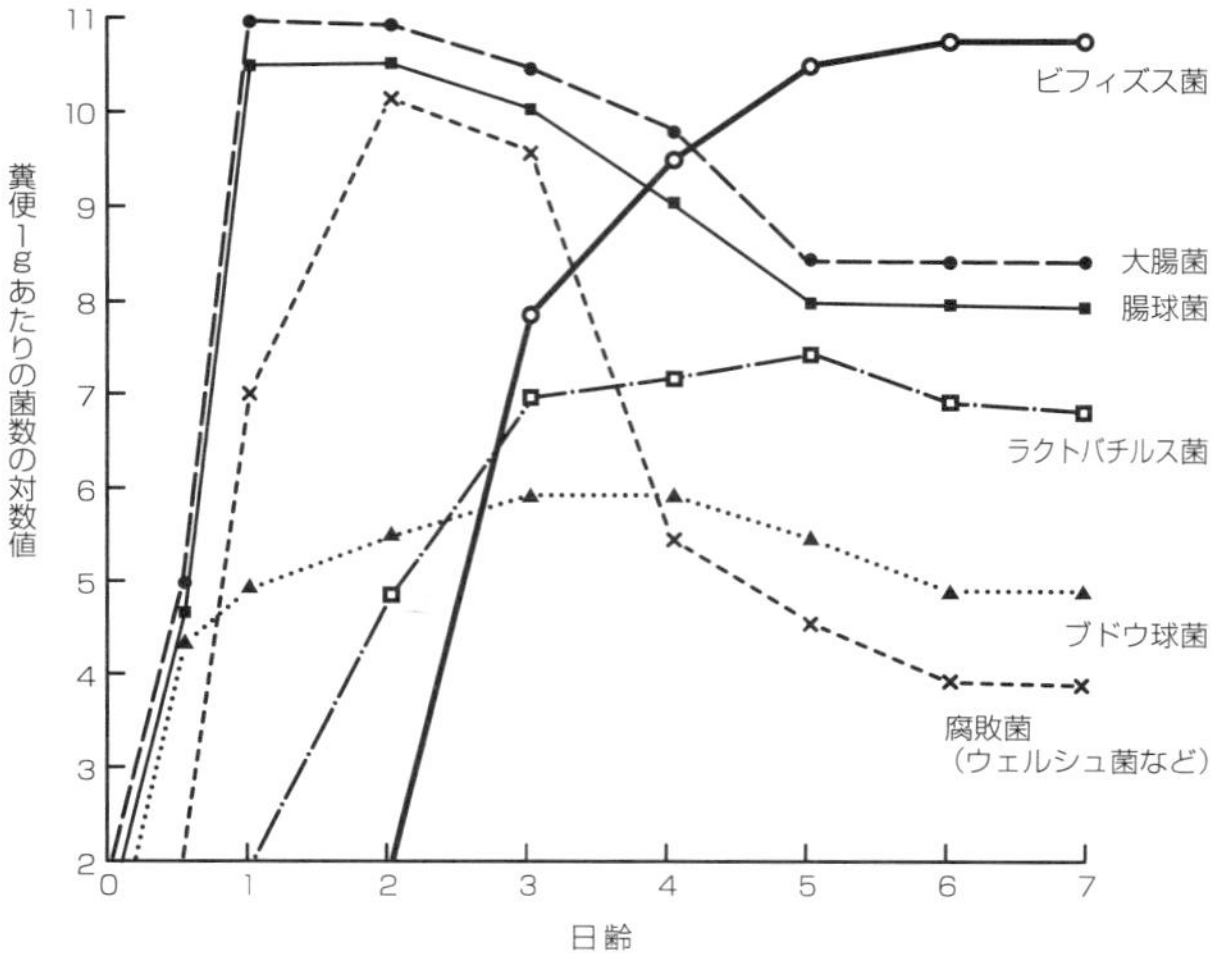

光岡知足編『腸内細菌学』（朝倉書店、1990年）より引用、改変

をもつのだが、膣にいる常在菌、デーデルライン桿《かん》菌（乳酸桿菌）によって外部の菌は遮断される。さらに、胎児は卵膜で包まれた羊水のなかで、無菌状態で育つ。

自然分娩では、卵膜が破れ、破水し、胎児は産道を通る。まず、この産道にある母親の常在菌の一部が、赤ちゃんの口や鼻、肛門につく。そして、この世に顔を出したすぐ横には、母親のお尻の穴がある。昔ながらの出産においては、そこには母親のウンチも存在する。分娩室ではぶん便もされるのだ。ウンチには母親の腸内常在菌がいっぱいいる。赤ちゃんは、大気の圧力で鼻から口から、その腸内常在菌を受け取るのである。また、母親以外にも、医師、助産師、看護師、立会人など分娩室にいる人の腸内常在菌も、ちらほら空気中に漂う。分娩室は、赤ちゃんが生まれる部屋であり、また腸内常在菌を受け取る部屋でもある。生まれてすぐに、こうやって母親の腸内常在菌をしっかりと受け取る機会があることは、実は大変恵まれた出産といえるのではないか。

最近の出産では、帝王切開も増え、自然分娩であっても、あらかじめ母親は浣腸をしたり、便が出ないような処置がとられ、さらに消毒薬まみれといっていいほど消毒薬が使用される場合が多い。分娩室での菌の受け渡しのチャンスがないのだ。もちろん、分娩室で受け取らなくとも、育つあいだに徐々に外界の菌に触れて腸内常在菌は順調に増えてはいく。だが、成長過程での抵抗力の問題などを考え合わせると、母親の菌にまみれて誕生の瞬間を迎え、さらに母乳で抵抗力をつけ、ビフィズス菌を増やすのは、利にかなった大事なシステムなのかもしれない。母と子の絆も強まるだろうと私は思うのだが。

絆が弱いか強いかはともかくとして、やがて、子どもはあちこち出かけていき、いろいろな場所にいる菌をもらい、時にはお腹をこわしたりしながら、腸内に新たな菌を棲まわせ、そのたびに免疫をつくり、丈夫に育っていく。そして、めでたく成人する頃には、腸内常在菌の数は、先ほどあげた天文学的数字に増えている。

明日のウンチを考える

ところで、自分の腸内フローラがきれいになっているか、常在菌が元気に育っているのかどうか、あなたは知りたくなってきたかもしれない。有益菌と有害菌の数の記録をとってもみたい。だが、腸内フローラは毎日様相が変化するし、腸内常在菌を調べるのも容易なことではない。

実は、腸内常在菌がバランスよく育っているのかどうか、あなたは簡単に知ることができる。しかも、ほぼ毎日。

その方法は、自分のウンチを見ることだ。ウンチというものは、食べ物が分解された残りのカスと腸内常在菌やその菌の死骸などと水分で構成されている。水分以外の固形物のうち、食べ物のカスはほぼ三分の一、残りが菌である。繊維の多いイモ類、玄米などをたくさん食べている人ならば食べ物のカスは二分の一から三分の二程度になるかもしれないが、現代日本の平均的食事からすると、食べカスはせいぜい三分の一程度に過ぎないと思われる。

いずれにせよ有益菌と有害菌のバランスがよく、ビフィズス菌もちゃんと育っているウンチは、きっと黄金色に輝きながらするりと肛門から出てきて、ほんわかと湯気をたて、水に浮いているに違いない。先述したように、食物繊維によってすき間ができ、ビフィズス菌が活動していれば、ふわふわ軽いウンチになる。ビフィズス菌が多ければウンチは酸性になり、黄色味を帯びるのである。

黒くて固くてくさいものが肛門を傷つけながらしか出ないなら、常在菌のバランスは崩れているだろう。食物繊維が足りず、すき間ができずにもともと固い上に、便秘気味で大腸内に滞留する時間が長いと水分ばかりが腸壁に吸収されてさらに固くなる。有害菌の産生する腐敗物質でくさくなり、アルカリ性に傾いて黒くなるのである。

ウンチこそ身体の状態を毎日知ることのできる、非常にすばらしい健康バロメーターなのだ。排泄のことを論じるのは、やはり場所柄を選ぶのでなかなかできない。下品なこととされ、まさに「くさいものにはフタ」をしようという傾向は強い。食べ物のことばかりに焦点がしぼられる。入り口のことだけを話して、だれも熱心に出口を語らない。便秘の悩みをぼそぼそと語り合い、お通じにいい薬を教え合うのが関の山だ。

まあ、だれ彼構わず、場所も選ばず、大声でウンチのことを話せとはいわない。いやがる人をつかまえて無理に論じなくともよい。しかし、自分一人のなかでは、じっくりウンチについて考え、自分のウンチを論じてみてほしいのである。ウンチほど、あなたの日々の暮らしを物語り、健康について教えてくれるものはない。

食べ物を食べて排泄するという一連の行為がうまくいかなければ、極端にいえば人間は生きていけない。ひどい便秘になれば体内に毒素がたまり、病気の原因にもなるし、下痢が続くと脱水症状を引き起こす。ウンチづくりがうまくいけば、人生はなかば成功しているとすら私は思っている。

「あなたは何のために食べますか？」という質問に、「腸内常在菌を育てる」発想をもつ人は、「明日いいウンチをしたいから」と答えるであろう。終わりよければすべてよし。立派なウンチが出るということは、途中、つまり身体のすべてがうまくいっているはずなのである。

絵に描いたようなウンチを出そう

「ウンチの絵を描いてみてください」というと、多くの人が、漫画に出てくるような、くるくる巻いたぽってりとした物体の絵を描く。その形状で、黄金から茶褐色の色がついていれば、それはもう理想のウンチである。腸内常在菌にはなんの問題もない。ウンチの実体は食べ物のカスであると思っている人が多いが、先にふれたように実は常在菌本体と常在菌の出す物質が多くの量を占める。腸内の常在菌のバランスがうまくとれていれば、イイ感じのウンチが出てくる。

さて、理想的ウンチの絵を描いた人が、どんなウンチをしているかというと、ウサギの糞のようにコロコロだったりする。絵に描いたようなウンチは、はるか昔、子どもの頃に見たきりかもしれない。

成人になって、赤ちゃんのようにミルクや消化のよさそうなジャガイモやニンジンのペーストだけの食事をする人は、たぶんいないと思う。焼肉を食べ、刺身をたらふく食べ、毛ガニをむさぼる。本来のヒトの消化管ではとても消化できない。消化できないものを腸内常在菌が分解する。野菜などに比べてタンパク質が多すぎると腐敗産物が出て、腸内環境が悪化の一途を辿っていく。ヨーグルトとニンジンをたまに食べても、腸内のおそうじは追いつかない。

ウンチなど考えたくもないという人もいるだろうが、私は、明日のウンチを念頭に、今日の仕事をこなし、食事をし、睡眠をとっている。昨今のビジネスにおける戦略的思考にならえば、まず「いいウンチ」というゴールを設定しているのである。根菜類（イモやニンジン、大根、ゴボウ）を含む野菜、海藻、豆類をたくさん食べ、オリゴ糖をお弁当にヨーグルトを胃に送り込んだ日は、腸内フローラの美しさが目に浮かび、明日のウンチにうっとりしつつ眠りにつく。

ばかばかしいと笑っていただいて結構だが、ウンチのことを念頭に置いていないあなた、便秘がちではないだろうか。胃腸の調子はどうだろうか。

便秘の人は、仕事や子育てが忙しいという理由もあるだろう。しかし、厳しいことをいわせていただければ、「とにかく出す」という真剣さが足りないはずだ。この真剣さが、便秘の特効薬になると私は思う。食べて出すという一連の流れが止まるのは、動物として生き生きと生きていない証拠である。非常に不幸なのである。出ても出なくてもいいから、毎朝必ずトイレに入る習慣をもとう。毎日歯を磨くのと同じように、排便習慣が身につけば、便秘にはなりにくくなる。

便意が起きた時、すぐにトイレにかけ込めればいいのだが、なかなかそうはいかず、便意を抑えてしまい、便秘がちになる人も多いだろう。便意が起きるには、まず食べ物が胃に入り、胃が伸展《しんてん》しなくてはならない。胃結腸反射が起き、消化された食べ物は小腸から結腸へ送られ、結腸壁が伸展。その刺激が脳に伝わって便意が起きる。脊髄《せきずい》にも刺激が伝わり、反射で直腸筋の収縮が起きて便は押し出される。この流れを止めてしまうと、便は直腸内にたまってしまう。直腸は伸びっぱなしになる。たまった便の水分は腸に吸収されてどんどん固く、太くなっていく。しかも、腸は鈍感になっていき、便がたまっているのに脳での便意も起きず、脊髄の反射も起こらなくなってしまう。まったく不幸のドン詰まりだ。

私の知人の母上は、知人が小学生の頃、毎朝「ウンチ出た？」と聞き、出ない日は学校に遅刻してでも出させてから送り出した。そのおかげか、知人は四〇歳を超えても一日も便秘をしたことがないという。もちろんすこぶる健康だ。一〇歳までの教育のうち、最も大事なことの一つが排泄をきちんとすることである。成人してからでは、なかなか習慣を変えにくいが、いくつになっても遅過ぎることはない。便秘がちの人は、まず習慣を変えよう。健康と美容の基本は、毎日のウンチにある。

赤ちゃんを育てたことがある人は、毎日赤ちゃんのウンチを気にしたはずだ。今日は柔らかい、くさい、黄色い、緑っぽい、固いと記録し、医師にも報告する。あるいはペットも、家畜も同じだ。元気かどうか、飼い主は真剣に排泄物を点検する。人間はまだ「顔色」というもので判断できるが、動物では難しい。牛なんか白黒で顔色もなにもない。色つやや目の光はわかるが、一番明解なのはウンチの状態である。

小さい子どもが、「お母さん、出たよ、見て」という。それをきちんと見てあげて、「よかったね」とほめたり、今日は出方が少ないから食事に気をつけようという育て方が大事なのである。

学校のトイレでウンチができない、ウンチをするといじめられるという話もある。それはとてもよくないことだ。しかし一方、家で毎朝ウンチをしてから行動を開始する習慣をつけてやることも大切ではないかと思うのだが。

快便という言葉もある。よいウンチは人間が求めている「快」なのだ。そこにゴールを設定すれば、毎日はもっと明るくなり、運も開ける。

十色食、色の道教えます

よいウンチのためには、食事に気をつかいたい。そこで、繊維質を含む食品が大事だ、やはりヨーグルトだ、オリゴ糖がいい、と本書でも述べた。世間にはもっとさまざまな情報が飛び交う。さらにビタミン、カルシウム、カリウム、マグネシウムと、細かい情報も気になってくる。

栄養素ばかり気にすると、アボカドサラダに干物にココアなどと、なんだか滅茶苦茶な献立にもなる。あれもこれも片っ端から食べて太ってしまい、今度はダイエットに走る。どうすりゃいいの？　と投げやりになり、結局、だいたい野菜と肉、魚、果物と、偏らないようにするのがせいぜいで、いつもの献立に落ち着く人も多いかと思う。胃腸の調子はあまり改善されないまま……。

私は、あまり神経質に何かの食品にこだわるよりも、おおらかな気持ちでバランスよく、楽しく食べることが大事ではないかと思っている。バランスよくというと、「一日三〇品目」ということもいわれる。まんべんなくいろいろな食品を偏らずに食べようというものだ。これもまた、毎日となるとなかなか難しい。

昔から、質素だがバランスのよい食事をしている人たちがいる。禅宗のお坊さんたちである。

精進料理は、どのような材料であっても心を込めて調理し、素材そのものの味を最大限引き出して生かすという。ナマ、煮る、焼く、揚げる、蒸すの「五法」と、辛、酸、甘、苦、塩の「五味」、青、黄、赤、白、黒の「五色」を組み合わせて、調理を行なうそうだ。そして、食べる量は少なめ、よくよく噛んで静かに姿勢正しくして飲み込む。よく働き、精神を統一して規則正しい早寝早起き……。禅の修行は、最高の健康法でもあるだろう。

最高の健康法はわかるのだが、ちょっとまだ悟りには近づきたくない私は、この五色を倍にした十色で構成する十色食《といろしょく》を提案したい。十色とは、赤、橙、黄、緑、青、白、紫、茶、黒、ピンク。この色を食品にあてはめるのだ。十色を覚えるのは簡単だ。虹の七色を覚えている人は多いと思う。赤、橙、黄、緑、青、藍、紫。これを「せきとうおうりょくせいらんし」と勢いよく覚えた。藍色と青は、食品で見分けがつかない。藍を白に変えて、赤、橙、黄、緑、青、白、紫。この「白の虹」に茶、黒、ピンクを加え、「せきとうおうりょくせいはくし、ちゃぐろにぴんく」と一気に唱えていただきたい。

この色に食品をあてはめたのが、次頁の表2である。これは、厳密に「この食品は黄色」と決めているものではない。生の素材と調理後では色も変わったりするが、ここでも、おおらかな気分で、人それぞれの基準で分けてもらっていいと思う。

人によっては、「里イモは茶色じゃなくて白じゃないか」とか、「食品にピンクはおかしい」

表2　十色食分類表

乳、卵、嗜好	香辛料、甘味	果物	野菜	穀物、豆、ナッツ	魚介、海産	肉系	
キムチ 梅干し	トウガラシ	イチゴ・スイカ リンゴ サクランボ ラズベリー	赤カブ・パプリカ トマト・ビーツ ラディッシュ	キドニービーンズ 小豆	マグロ キンメダイ	牛肉 ラム肉 レバー	赤
チェダーチーズ	アンズジャム ママレード キンカン甘煮	柿・ミカン ビワ・メロン パパイヤ マンゴー・ユズ	ニンジン パプリカ カボチャ	レンズ豆	イクラ ウニ 赤貝		橙
バター マーガリン 卵・ウズラ卵 タクアン	カレー 芥子 きな粉 ウコン	レモン・バナナ インドリンゴ パイナップル 黄桃・ユズ	黄ニラ パプリカ 土ショウガ	ピーナッツ・ギンナン クルミ・ヒエ・アワ トウモロコシ・ゴマ マカダミアンナッツ	数の子		黄
	ハーブ類 木の芽 ワサビ	メロン スダチ アボカド	ホウレン草・青シソ・ブロッコリー 小松菜・ミツバ・ピーマン・空豆 レタス・キャベツ・オクラ・枝豆 ズッキーニ・グリーンアスパラ	エンドウ豆 ピスタチオ	青のり		緑
ブルーチーズ		ブルーベリー			サバ・イワシ サワラ カツオ アジ・目刺し		青
アイスクリーム チーズ ヨーグルト 牛乳		ライチ	大根・ホワイトアスパラ カブ・白菜・タマネギ・モヤシ レンコン・エノキ・タケノコ カリフラワー・マッシュルーム	米・もち・麦 (うどん、ラーメン、 そうめん、パスタ) とうふ	平目・カレイ・イカ チリメンジャコ ホタテ・するめ ところ天		白
		ブドウ プルーン ドラゴンフルーツ イチジク	ナス・シソ・紫イモ サツマイモ・紫キャベツ 紫タマネギ	黒米 ワイルドライス	海藻		紫
コーヒー ココア 紅茶 ミルクコーヒー	ハチミツ		マイタケ・シメジ マツタケ・シイタケ ゼンマイ・ショウガ・里イモ ジャガイモ・ゴボウ	大豆・納豆 揚げ類 オートミール シリアル	穴子・ウナギ ハマグリ アサリ ちくわ		茶
ピータン		巨峰ブドウ	コンニャク	黒ゴマ 黒豆 そば	シジミ・のり わかめ・昆布 もずく ひじき	ビーフジャーキー	黒
		ザクロ 白桃	新ショウガ		タイ・タコ エビ・カニ サケ	豚肉・鶏肉 ハム類 ソーセージ コンビーフ	ピンク

「この分け方は厳密ではない」という意見もあると思う。それは十分承知の上、「食事は楽しく！」がモットーの私は、人それぞれ食品を見て楽しみながら十色に分けて考えてもらえたらいいと思っている。この十色食の目的は、いろいろな食品をまんべんなく食べること、あるいは自分の食事を改めて振り返るきっかけづくりにある。

買い物かごや食卓をざっと見て、色彩豊かであるかどうか、意識する。毎食、必ず十色をとる必要はない。一日、あるいは二、三日の食事を振り返って、「そういえば、最近、白と茶色ばっかりだなあ」とか、「赤とピンクに偏るのもいいかげんにしなくちゃ」と偏りに気づいて、足りない色を補えばいいのである。たくさんの食品があっても、普段の食事では忘れてしまうものも多い。自分のオリジナルの表をつくって、気をつけてみてもいい。

たいていの人が、毎日の食卓で、青と黒が不足しがちではないだろうか。青は、青背の魚、ブルーベリーも入れておこうか。黒は、黒ゴマ、黒豆、ひじきなど。なるほど、青と黒をとれば、DHA、EPA、ポリフェノールは十分にとれそうだ。

スーパーマーケットでも、「今日は、青と黒の特集！」とか、ショーケースにモデルケースとして十色並べてみたりすると、楽しいのではないだろうか。文字の情報が最近非常に充実しているが、やはり視覚に訴え、楽しくバランスのよい買い物ができたらうれしいと思うが、いかがだろう。

身体というのは思っている以上に、気持ちのもち方を反映する。栄養学的に正しく理想的であっても、やはり気分が楽しくなければ腸内常在菌の活動も鈍るのである。十色食を楽しんで、快便につなげていただきたいと願う。

第3章　皮膚常在菌を育てる

皮膚常在菌は一兆個

前章でも述べたように、人間は常在菌と共存共栄関係にあるにもかかわらず、日本の現状では、常在菌はあまり意識されていない。それればかりか、ひとくくりに「菌なんて汚い」といわれ、抗菌、無菌グッズが流行する。

しかし、滅多なことでは、人間は菌と縁を切れない。前章では腸内常在菌にスポットをあてたが、皮膚上にも菌はたくさん棲んでいる。

「腸内は仕方ないとして、皮膚にいるのはどうも気持ち悪い。毎日風呂に入ってゴシゴシこすればいなくなるんじゃないか」という人もいるかもしれない。確かに、風呂から上がった時にはずいぶん減るのだが、それでもしばらくすると身体は元どおり菌で覆われる。あなたの手、足、お腹、そして顔も、すっかり菌だらけになるのである。その数、皮膚全体で一兆個。腸内と同様、常在菌の種類や量は、人によって異なる。また、同じ人であっても、菌種や菌量の変動がある。その変化が「お肌の調子」を左右しているわけである。

あなたの皮膚がしっとりつやつやしているのならば、表皮ブドウ球菌という常在菌がとても元気に暮らしている証拠だ。暮らしというのは、必要なものを取り入れ、不要なものを出すことで、この場合は、皮脂や汗の成分を取り入れ、酸を出すのである。腸内常在菌と同様、出したもののことを産生物質とよぶ。平たくいえば、表皮ブドウ球菌は、皮脂や汗を「エサ」にし、酸性の「オシッコやウンチ」をして皮膚上で暮らしているということである。このオシッコやウンチが皮膚上にあり、それが、さらに汗や皮脂と混ざって、皮膚はしっとりするのだ。

菌だけでも気持ち悪いのに、そのオシッコとウンチなど耐えられないと、やっきになって身体を洗い、抗菌パウダーか何かをふりかけたとしよう。あなたの皮膚は、カサカサとなり、かゆみが出たりする。あるいは、部分的に異常に脂っぽくなってきて、ブツブツができたり、ジクジクしたりし始める。その状態は、表皮ブドウ球菌とは違う種類の菌が増殖し始めた証拠である。

先述したように、しっとりつやつや肌に多く棲む表皮ブドウ球菌の産生物質は弱酸性であり、皮脂の脂肪酸とともに、皮膚表面を弱酸性に保つ。病原菌の多くはアルカリ性を好むから、弱酸性に保たれた皮膚に付着しても、そこで増殖したり皮膚内部に侵入したりはできない。つまり、皮脂と表皮ブドウ球菌の産生物質は、皮膚のバリアの役目を果しているのだ。

「菌なんかいやだ！」と無菌をめざして身体中の皮膚を洗いまくったとすると、表皮ブドウ球菌が少なくなり、皮膚はアルカリ性に傾き、外からアルカリ性を好む病原菌が付着し、増殖を始めてトラブルを起こすことになる。

表皮ブドウ球菌以外にも酸を出す菌はいる。ニキビの元として敵視されることもあるアクネ菌も、酸を出す。通常は、アクネ菌も皮膚を守る働きをしているのである。ところが、ストレスなどなんらかの原因で皮脂が多く出過ぎると、アクネ菌のもつリパーゼという酵素が皮脂を分解して、遊離脂肪酸をつくり出す。これが皮膚への刺激となって、毛穴がふさがることがある。そうなると、ふさがった毛穴のなかで、好脂性・嫌気性のアクネ菌が異常に増加し、ニキビとなり炎症を起こしてしまう。この菌は、適量いてもらうとありがたいが多すぎては困るというわけだ。

また、カビなどの真菌類も多くの人の皮膚にいる。増殖してしまうと水虫、カンジダ症などの皮膚病に発展する。カビが皮膚上にいるというと、とても大変なことのように感じるが、実はこれも、少々いる分にはなんら問題は起こさない。

このように、人間にとって有害な働きをもつ菌がいても、酸を出す菌が増殖してテリトリーを優位に保ち、皮膚が弱酸性に保たれている状態であれば、皮膚常在菌というものは、人間を守ってくれる心強い味方なのである。その状態を、「常在菌がバランスよく存在する状態」と呼びたい。バランスがとれてさえいれば、多少カビがいようと病原菌が付着しようと、あなたの皮膚は、カサカサしたりジクジクしたりしない。

このバランスは、人によっても違うし、気候によっても違ってくるが、いずれにしても常在菌がうまく働いてくれれば、人間の身体もうまくいくのである。それでこそ「共存共栄」だ。

腸内同様、皮膚においても、だれの物でもない自分の常在菌の面倒を見て、常にバランスが崩れないように親心をもって気をつけ、人間にとって有用な働きをしてくれる菌を積極的に育てるという「育菌」の発想をもちたいと私は思う。

皮膚常在菌が特に好む場所は、湿っているところ。つまり、腋、股の付け根、手の平、足の指などだが、身体中どこにでもいる。ちょっとケガをして膿《う》んだり、顔にニキビができるのも、一部の常在菌の仕業である。「だから、やっぱり菌がいないように、身体を清潔にしなくちゃ」という人がいるだろう。

しかし、腸内常在菌で学んだように、皮膚常在菌のせいで何か悪いことが起きるのは、特別な場合に限られる。常在菌のバランスがとれていれば、彼らの産生物質の働きによって、結果として人間の身体は守られている。

皮膚の構造

空気中に、人間にとって有害な菌が無数にいても、もともと人間の身体はそう簡単には攻撃されない。皮膚の構造（P.91－図4）を見ていただきたい。皮膚は、一枚の単純構造ではない。異なる役目をもった部位が重なってできている。

一番上に表皮がある。外界の菌やその他の刺激から身体を守る保護壁ともいうべき役割である。表皮は層になっており、一番下の基底層で、新しい細胞がつくられている。それが順々に表面に向けて押し上げられ、約二週間で一番外側の角質層を形成していく。一番上の角質細胞は二、三日留まるだけで、二週間ほどかけて少しずつはがれ落ちていく。これが、垢やフケである。新陳代謝と摩擦の度合いによってはがれ方は違うが、その量は全身で一日三〜一四グラムという。

つまり、表皮全体は、基本的には約四週間、二八日周期で生まれ変わるのである（最新の研究では、六週間四二日説も発表されている）。この生まれ変わりのことをターンオーバーとよぶ。たとえ、皮膚の表面に危ない菌が付着していても、角質細胞ごとはがれ落ちるわけであるから、ターンオーバーの仕組みは、最強の防衛システムといえるだろう。

角質細胞の間には、細胞間物質があり、この二つの組織は、レンガとそれを密着させるセメントのように積み重なった構造になっている。角質細胞は、ケラチンというタンパク質や天然保湿因子（ＮＭＦ）などから構成され、ＮＭＦが十分にあれば、一つ一つの細胞の水分はしっかり保たれる。

また、細胞間物質が不足すると、細胞間にはすき間ができ、いわゆるカサカサ状態となる。そこから、さらに水分も蒸発するし、外部からの刺激も侵入しやすくなってしまう。

表皮の下にある真皮は、皮膚の土台にあたる。よく「肌にハリがある」といういい方をする

図 4　皮膚の構造模式図

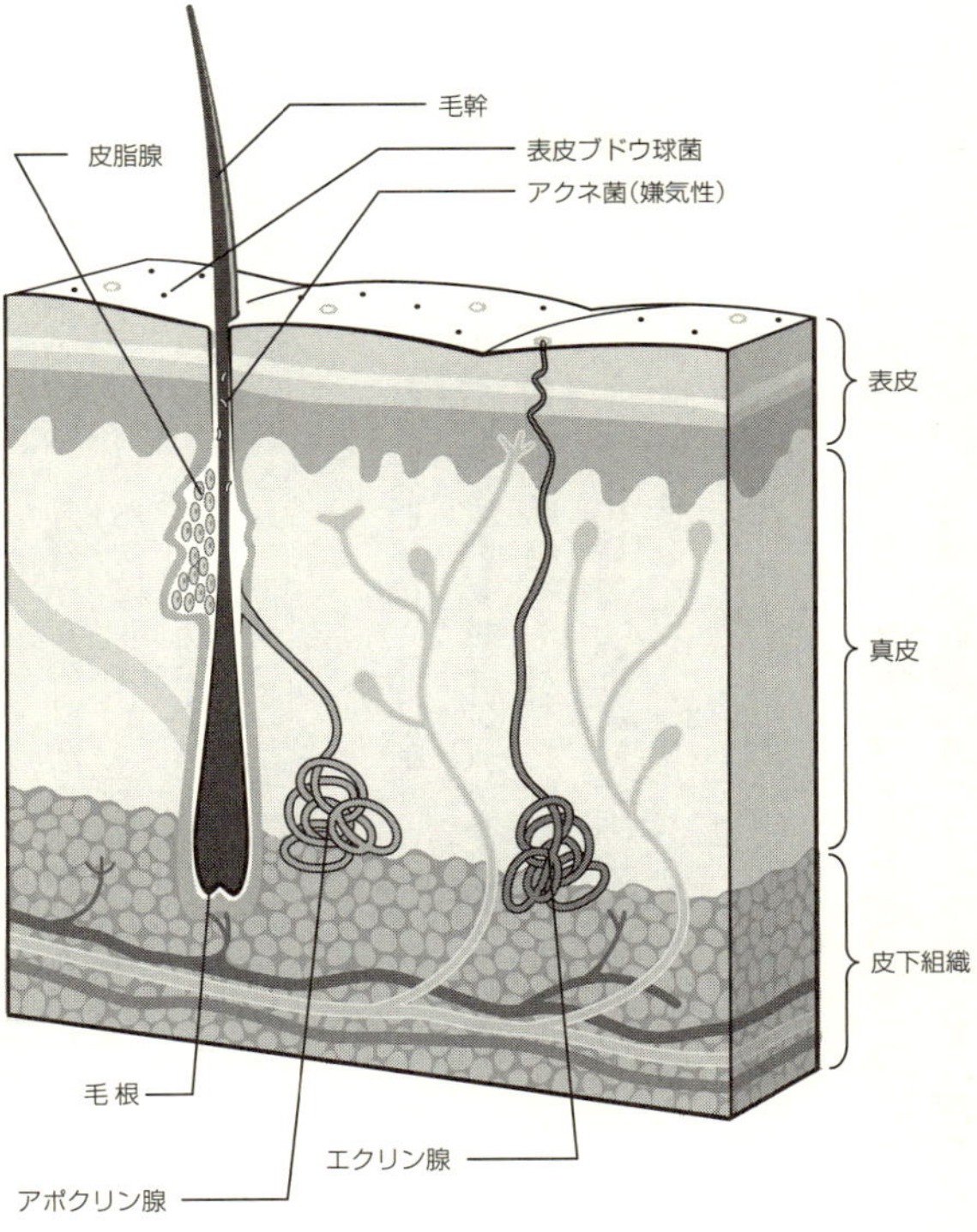
毛幹
皮脂腺
表皮ブドウ球菌
アクネ菌(嫌気性)
表皮
真皮
皮下組織
毛 根
エクリン腺
アポクリン腺

が、この真皮が肌にハリ、弾力をもたせている部分である。

その下に、皮下組織があり、脂肪をつくったり、貯えたりしている。脂肪は最近嫌がられる存在だが、この皮下組織の脂肪は、外部からの刺激を緩和する役目がある。大事なものを送る時のクッション材のようなもので、ある程度はあった方がよいだろう。

角質層は厚さ約〇・〇二ミリメートル、表皮は約〇・二ミリメートル、真皮は約一・八ミリメートルである。非常に薄いけれども、容易なことでは外部のものは侵入できないつくりである。

そして、皮脂腺から分泌される皮脂には、脂肪酸が含まれており、皮膚表面は弱酸性に保たれ、外界から侵入しようとして皮膚に付着するウイルスや菌を死滅させる。また、水を弾く成分を含む脂質も分泌され、皮膚に柔軟性をもたせたり、耐水性を保つ役目を果す。皮脂の分泌は第二次性徴期以降、男性ホルモンの影響で活発になる。男性の方が女性よりも分泌量は多い。男性に、クリームなどをあまりぬらなくてもつやつやした肌を保っている人が多いのはこのためだ。しかし、多すぎれば、「脂ぎっている」と嫌われたり、皮脂腺や汗腺が詰まってトラブルを起こす。

この皮脂や汗によって、外界の菌の多くが死滅するのだが、同じ菌でも皮脂と汗をエサとして暮らしている菌がいる。それが、皮膚常在菌たちである。腸内常在菌の場合と同じように、皮膚においても、免疫系は、菌は「非自己」であるにもかかわらず、「危害のなさそうな菌」は攻撃しない。だから、皮膚常在菌は、皮膚上で皮脂と汗を大好物として暮らしているのである。そして、彼らの産生物質は、外部から侵入しようとする他の菌を死滅させる働きをもつ。

このように、皮膚は外部に対して何重ものバリアをもっている。

皮膚常在菌の代表選手、表皮ブドウ球菌

皮膚常在菌は平均一〇種類ほど。その多くは、普段は人間に無害な非病原菌である。代表的なものに表皮ブドウ球菌、アクネ菌、真菌類（カビ、酵母）などがある。表皮ブドウ球菌は、後述する黄色ブドウ球菌と同じ仲間であるが、後者が病原性をもつのに対し、前者には病原性がないことをよく覚えておいてほしい。名前が似ているが、まったく性格が異なるので要注意である。ただ、第2章で述べたように、病原性がないとされる表皮ブドウ球菌でも、免疫力が極端に低下している時は、日和見感染の原因になることもある。

人間にとって、通常は無害な表皮ブドウ球菌が、適当に繁殖している皮膚は、しっとりつやつやしている。彼らのエサとなる汗や皮脂は、皮膚を守る働きもある。その分泌がうまくいっていると表皮ブドウ球菌が育ち、さらにその産生物質が皮膚を保護するベールになるという好循環が保たれるのだ。皮膚は本来、保湿効果のある化粧水やクリームを自前でそなえているの

である。

　しかし、時として、皮膚にはトラブルが起こる。その原因は、普段はおとなしい菌が、何かをきっかけに大増殖を始めるからである。

　ブツブツとニキビができることがある。先にもふれたが、これは、普段は無害なアクネ菌（アクネ桿菌、プロピオニバクテリアア）が、皮膚の毛包部で増殖し、炎症を起こしている状態だ。アクネ菌は、皮膚の毛穴に多く棲んでいる。しかも、Tゾーン（おでこ、鼻などのエリア）に最も多い。おでこには皮脂腺も多い。ニキビがおでこにできやすいのもうなずけよう。また、肉食の多い人は、アクネ菌が増えるともいわれているので、ニキビでお困りの方は、野菜や魚中心の食事に切り替えてみるのもいいかもしれない。

　また、水虫、水イボ、ヘルペスなどが皮膚にできることがある。水虫は、カビの一種が原因であり、水イボとヘルペスはウイルスが原因だ。カビもウイルスも、免疫力が低下すると活性化する。

　そして、皮膚が傷ついた場合に化膿するのは、黄色ブドウ球菌や化膿性レンサ球菌が原因である。

諸悪の根元、黄色ブドウ球菌

そもそもブドウ球菌とはいったいどういう細菌だろう。名前に「ブドウ」とついているが、その性質や成り立ちが果物のブドウと関係があるわけではない。菌体そのものは球菌の仲間で、顕微鏡で見ると球形をしている。

球形の菌は他にもあり、多くの場合、単体の丸い球がいくつもつながり、いろいろな形を成している。たとえば、肺炎球菌などは培養した集落（コロニー）から菌の塊をとって観察すると鎖のようにつながった菌体や、バラバラになったイクラのような菌体が見られる。ブドウ球菌の場合はいくつかの球菌が塊になり、その姿がブドウの房のように見えることから、少し前までは、ブドウ状球菌とよばれ、最近では「状」がなくなってブドウ球菌とよばれているのである。

皮膚に刺し傷、切り傷、引っ掻き傷ができて、そのまま放置すると化膿することがある。この化膿して黄色くなるのは、皮膚内部から沁み出てきた体液をエサに黄色ブドウ球菌が増殖したからだ。そのまま放置すれば皮膚内部の組織まで黄色ブドウ球菌の増殖は進む。ちょっとした傷でも、消毒が不十分だと熱が出たり大変なことになる。黄色ブドウ球菌は、表皮ブドウ球菌と違って、いわゆる化膿菌なのだ。

身体のどこかに傷を負って皮膚に化膿したところがあれば、そこに黄色ブドウ球菌が存在したということになる。

ここで再認識したいのは、人によって、時によって、常在菌の種類や量は異なるということである。つまり、同じ菌であっても、Aさんにはたくさん「常在」する菌が、Bさんにとってはまったく縁のない菌であったり、一過性の菌であったりすることもあり得る。

さて、黄色ブドウ球菌の場合であるが、すべての人の皮膚にいるわけではない。だが、なかには黄色ブドウ球菌が付着している人もいる。しかし、黄色ブドウ球菌がいるからといって、すぐさま問題が起きるわけではない。ひっそり静かに暮らしている場合がほとんどなのである。黄色ブドウ球菌は面倒なことも起こすが、これもバランスの問題で、増殖しすぎなければ特に問題はないのだ。また、この菌が付着して一定量増殖しても「常在菌」とよばず、「一過性」のもの、あるいは「定着」しているだけとする説もある。

この菌は、私たちをとりまく環境にはかなり普通に存在している。スリッパ、テレビなどのリモコン、電気器具のスイッチ、ドアノブ、電車のつり革など、多くの人が触れる機会のあるところには特に多い。こういうことを聞いてしまうと、アルコールで消毒しないと何も触《さわ》れなくなるという人もいるが、その人自身の身体にも、常在していることは多い。黄色ブドウ球菌が比較的多く検出されるのは、頭皮、鼻腔、腋、足の裏などだが、手指や顔面、そしてピアスの穴からも検出される。

また、皮膚だけでなく腸管に存在することもある。腸管内の黄色ブドウ球菌が傷のついた虫

＊ブドウ球菌の種類

ブドウ球菌は、培養集落の色調により、
　白色ブドウ球菌（*Staphylococcus albus*）
　橙黄色ブドウ球菌（*Staphylococcus citreus*）
　黄色ブドウ球菌（*Staphylococcus aureus*）
などに分類されたこともあったが、現在では生化学的性状、細胞壁成分、DNA相同性などにより20種類以上に分類されている。このなかで人に病原性を示すものは主に黄色ブドウ球菌である。
すべての人の皮膚に常在しているブドウ球菌は、和名を
　表皮ブドウ球菌（*Staphylococcus epidermidis*）
という。この菌は基本的に非病原性（免疫力の低下した人にとっては日和見感染原因菌となることがある）で、表皮ブドウ球菌が常在することにより皮膚の健康が維持されている。

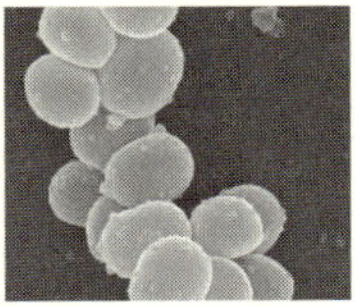
表皮ブドウ球菌

＊黄色ブドウ球菌の毒素と人への疾病

黄色ブドウ球菌はコアグラーゼという酵素を産生し、人の血漿中のフィブリンを析出させて血漿を凝固させる。その他にも、溶血毒、白血球殺滅毒、腸管毒（エンテロトキシン）、皮膚離脱毒、毒素性ショック症候群毒素を産生する。
黄色ブドウ球菌による人への疾病は、毛嚢炎、とびひ、中耳炎、結膜炎、肺炎等の化膿性炎症、食中毒、火傷のような皮膚剥離が起きる熱傷性皮膚症候群、腸炎、そして最近病院や介護施設で発症が問題になっている MRSA（メチシリン耐性黄色ブドウ球菌）感染症などがある。

写真提供／資生堂リサーチセンター

垂で繁殖すれば虫垂炎が起こることもあり、その化膿がさらに進めば腹膜炎になる。

ひとたび傷ができてそこに黄色ブドウ球菌がいれば大騒ぎになるが、そこに傷がなければ、普段は身体に常在していても特に悪いことは起こさない。しかし、この菌に関しては、もう一つ、危険な面がある。手指や鼻腔の黄色ブドウ球菌が食品に付着すると食中毒の原因になるのだ。

黄色ブドウ球菌が一定量まとまって食品のなかで増えると、エンテロトキシンという毒素ができる。この毒素は、一旦できてしまうと加熱して沸騰させても消えない。しかも、毒素ができても何のニオイもしない。色も変化しない。ご飯ならご飯のおいしそうなニオイがするだけだ。この食中毒で命を落とす危険はほぼないが、嘔吐と下痢はかなりひどくなる。

たまに、電気釜にご飯を入れっぱなしで忘れていたりすると、ご飯が変なニオイがして黄色味を帯びるのは、腐敗菌のためである。こういう場合は、だれでも「腐っている」とわかるから、食べない。しかし、黄色ブドウ球菌が増殖して毒素ができていても、白いお握りが黄色く化膿するなどということはないわけだ。これは始末が悪い。だから、時間を置いて食べる食品を扱う時には、ケガをしている人は触らない方がいいし、何も傷がなくてもよく手を洗った方がいいのである。

耳だの鼻だの唇だの、いたるところにピアスをして、長い髪をかきあげつつ、指に包帯をしているような人が握ったお握りは、握ってすぐ食べる分には構わないが、何時間も置いて食べるのはやめた方がいい。

黄色ブドウ球菌とアトピー

アトピー性皮膚炎と黄色ブドウ球菌について、以下のような興味深いデータがある。

●乾燥性症状主体のアトピー性皮膚炎患者の前腕屈折部（ひじの内がわ）と前額部（おでこ）の検査をすると、

六四パーセント（四五名中二九名）の人は前腕屈折部から黄色ブドウ球菌が検出された。

七一パーセント（四二名中三〇名）の人は前額部から黄色ブドウ球菌が検出された。

（資生堂リサーチセンター　勝山雅子さんたちの研究による）

健常人では前額部から表皮ブドウ球菌やアクネ菌が検出されることはあるが、前腕屈折部から細菌はあまり検出されず、まして黄色ブドウ球菌が検出されることはほとんどない。つまり、アトピー性皮膚炎の皮膚には、多くの場合、表皮ブドウ球菌と黄色ブドウ球菌の両方が存在しているということが明らかになったわけだ。この黄色ブドウ球菌が存在することによってかゆみが増すらしい。搔くことで皮膚表面に傷がつき、黄色ブドウ球菌の増殖によってさらにかゆみが増す。

黄色ブドウ球菌を殺菌すればかゆみがなくなる。だからといって、そう簡単に殺菌はできないのだ。いや、黄色ブドウ球菌を殺すことは消毒薬で簡単にできる。ところが、表皮ブドウ球菌も同時に殺菌してしまうのである。表皮ブドウ球菌が皮膚からなくなると皮膚の健康は維持できなくなる。

残念ながら、黄色ブドウ球菌だけ殺し、表皮ブドウ球菌を元気なまま残す消毒薬はない。

もう一つ問題がある。条件の整ったところで黄色ブドウ球菌が増殖すると、増殖した菌からグリコカリックス（菌体外多糖）やフィブリンファイバー（繊維組織）が産生され、やがて自分たちを守るテントのようなもの（バイオフィルム）を形成してしまう（図5参照）。このバイオフィルムがやっかいなのは、消毒薬や抗生物質が跳ね返されてしまい、フィルムの内部に隠れて繁殖している菌体に成分が届かないことだ。

このように黄色ブドウ球菌は実に手強い存在である。そういう菌がいるからといって、神経質に手を洗い、いちいち消毒し始める人がいるかもしれない。だが、くれぐれも忘れないでほしい。洗い過ぎたり、消毒し過ぎたりすれば、強い味方の表皮ブドウ球菌まで死なせてしまう。それが肌荒れにつながり、悪循環につながるのである。

図5　バイオフィルムの形成過程

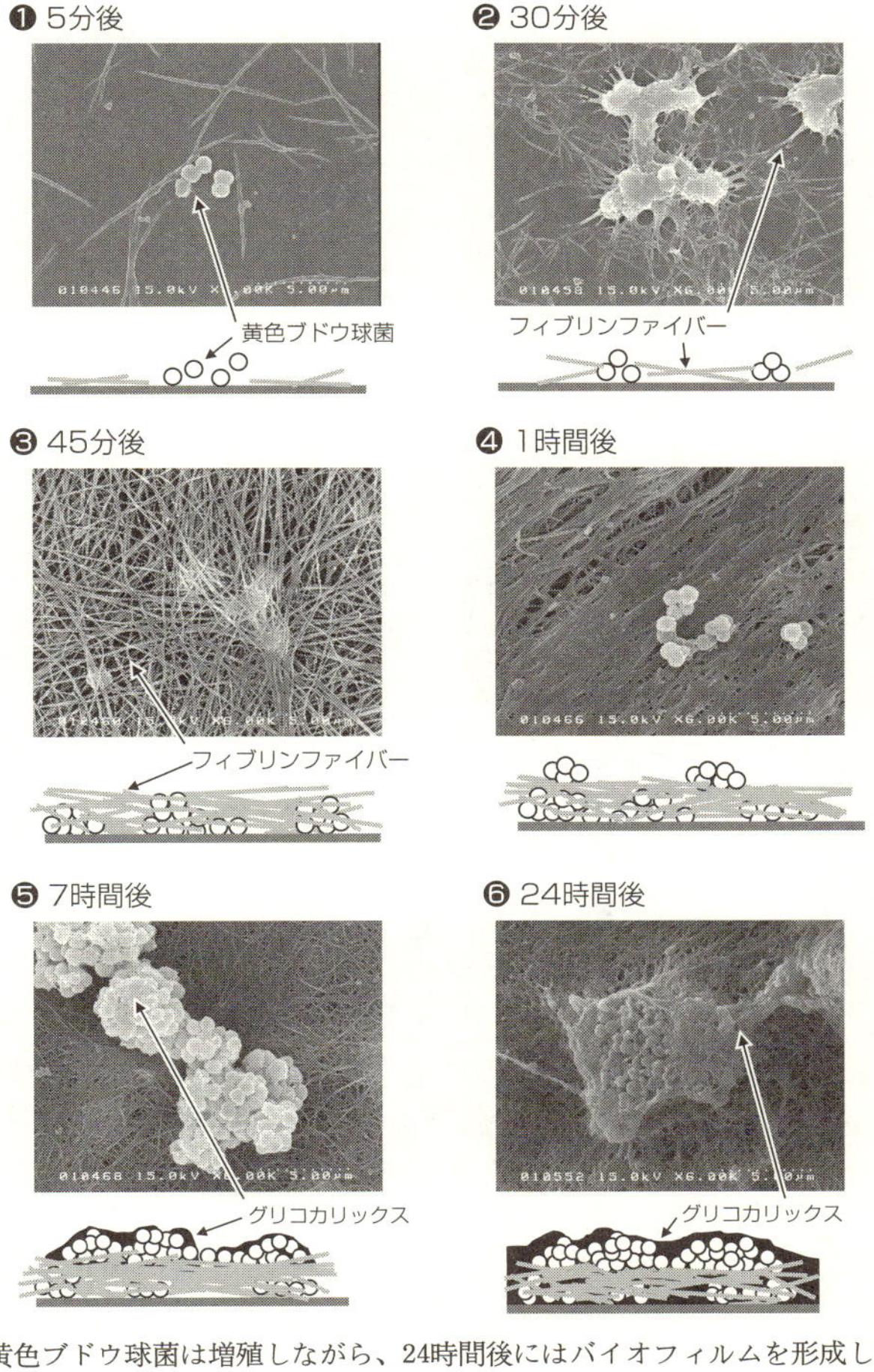

黄色ブドウ球菌は増殖しながら、24時間後にはバイオフィルムを形成した。
資料協力／資生堂リサーチセンター

ちなみに、バイオフィルムというものは、黄色ブドウ球菌だけでなく、口腔内の虫歯原因菌（ミュータンス菌）も形成する。虫歯を治すのが非常に難しいのは、このバイオフィルムのせいなのだ。

口腔内には一〇〇億個の細菌がいる。唾液一ミリリットルあたり一〇〇〇万個である。口腔内において有益な常在菌が有害菌を顕著に制御しているという報告はまだ聞かない。空気や食べ物のなかにいるさまざまな菌が鼻と口にはたえず侵入してくるが、その退治役は、唾液やその先の胃酸である。

唾液には殺菌作用があって、唾液がたくさん出ていれば、虫歯の原因菌の増殖や歯周病の原因となるレンサ球菌やグラム陰性菌の感染は抑えられる。バイオフィルムの形成もなかなか進まないはずだ。口腔内の菌数が最も減少するのは食事の後。唾液が出て、しかも、食べ物と一緒に菌も飲み込まれるからである。ということは、食事の前は菌がいっぱい。この時にキスをすると、それは愛の交換ではなく、菌の交換ということになってしまうのである。

皮膚と肌の違い

これまで、主に皮膚という言葉を使ってきたが、日本語には、同じ皮膚を表わす「肌」という言葉がある。健康や美容を語る時、「肌」が非常に多く登場する。まず、「お肌の手入れ」。

これを「皮膚の手入れ」とはあまりいわない。「肌のハリ、つや」。これも「皮膚のハリ、つや」という人は稀だろう。「お肌の曲り角」を「皮膚の曲り角」とは決していわない。「お肌が荒れている」状態から一歩進んで病気になると「皮膚病」になる。「肌病」とはいわない。だいたい、肌には「お」をつける場合が多いが、「お皮膚」という人はまずいないだろう。

英語では、肌も、皮膚も、皮も、"skin"の一言である。『類語大辞典』(柴田武・山田進編、講談社、二〇〇二年)によると、肌は「人間の体の表面(の皮)」であり、さらに「典型的には『顔・背中・胸・腹』の部分であり、てのひら・足の裏・指などの狭い部分は、ふつうは『はだ』といわない」という。肌というと、情緒的な感じが強く、皮膚は生理的であり、医学用語の感じが強い。どうも、日本人には「肌」への独特の思い、独特の感覚があるようだ。その感覚は、次のようないい回しに見て取れる。

「肌が合わない」……気質、気立てが合わない。
「肌で感じる」……理論でなく、直接の経験で感じる。
「肌を許す」……気を許す。また、女が男にからだをまかせる。
「ひと肌脱ぐ」……ある事について力を尽す。
「職人肌」「学者肌」……職人に特有の気質。学者に特有の気質。

『広辞苑』(第五版、岩波書店)では、肌の意味は、①かわ。うわかわ。表皮。②人などの体の表面。はだえ。皮膚。また、きめ。膚理《ふり》。③土地などの表面。④気質。気性。この四つが記されている。

「肌」は、「人体の表面」という域を超えて、人の内面的なもの、人間関係における距離感を表わす大切な言葉として使われている。また、仕事や稽古事などで、「頭で考えるな。体で覚えろ。肌で感じろ」といういい方もされ、肌や身体の感覚が重視される考え方によく接する。

ところが、西洋文明では、頭、脳が身体を支配し、上に立つものとする考え方が根強いようだ。身体とはすなわち人間のなかの「自然」の部分である。そして、自然を、人間に対立するものとしてとらえ、「人間の頭脳の命令どおりに」支配しようとする考え方は根強い。「自然」は、科学ですべて解明でき、この世に科学的に説明できないものはないとする。

翻って、日本の伝統的な考え方は違うようである。東洋思想では、人間も自然の一部としてその大きな摂理に「身をゆだねる」。人間の浅知恵ではかなわないものがある、という考え方が根底にある。だから、頭も身体も同列であり、時として、身体の感覚というものが重視され、「頭でっかち」は好まれない。

言葉が大切ならば、それが表わす実体もまた大切なものであろう。日本人は古くから「肌の手入れ」に熱心だった。内面を反映し、表情をつくり、言葉に表わさない心を伝える存在として、思いを込めて手入れしてきたのだろう。

肌バリアを強化する育菌の発想

日本人が先祖代々大切にしてきた「肌」。これをよい状態に保ち、肌バリアを強化するために、腸内と同じように皮膚常在菌もまた、「育菌」の発想で、かわいがり、いたわる必要がある。

「育菌」の第一段階は、常在菌が嫌がるものをなるべく遠ざけてやることである。

皮膚常在菌が嫌がるものとして、まず紫外線があげられる。最近、地球環境の悪化によるオゾン層の破壊に伴い、紫外線の害が強く叫ばれるようになった。オーストラリアなどでは、子どもに帽子をかぶらせることは義務であるという。日本でも、昔のように「真っ黒になるまで日に焼くのが子どもの健康に一番」という考え方はなくなった。ほとんどの人が、紫外線は皮膚の細胞に害をもたらすことを知っていると思う。シミ、シワ、さらに皮膚ガンなどを誘発する原因ともいわれる。ただ、よくないのは、皮膚の細胞にとってだけではない。皮膚常在菌にとっても紫外線はよくないのである。現在の紫外線の量と日本人の肌質を考えると、まるでほったらかしではちょっと常在菌がかわいそうだ。「育菌」には、紫外線対策をとった方がよい。

昨今、「生活紫外線」という言葉が使われる。日常、洗濯物を干したり、買い物をするあいだに浴びる紫外線のことだ。海水浴やハイキングに行くという場合なら、多くの人が気をつけるが、日常の生活ではあまり紫外線について意識しない。しかし、一〇分、一五分の毎日の積み重ねで、かなりの量の紫外線にあたるのは事実であり、この生活紫外線にも注意するようにといわれる。だが、過剰に気をつかい過ぎ、毎日、強力な日焼け止めクリームをべったりぬって過ごすのも、これまた育菌には弊害がありそうだ。

UVカット化粧品には、紫外線吸収剤や紫外線反射剤が配合されている。これらは、UVカット効果に優れているが、原料によっては肌に刺激があるのは事実だ。常在菌にとっては、紫外線もよくないが、刺激の強い化学物質もあまりよくない。日常では、強力なクリームだけにたよるのではなく、日傘や帽子、衣服などを併用するつもりで紫外線に対処する方が、菌の活動が弱まらず、肌のトラブルをさけることができると思われる。クリームを使う時には、日焼け止め効果を表わすSPF値が高いほど、持続効果も高いが刺激も強くなる場合があるということに気をつけて、TPOに合ったものを選んだ方がよいだろう。

「シミやシワは、一つたりとも絶対に許せない！」という方は、もちろん三月末から一〇月初め頃までは、日中、強力な日焼け止めクリームをぬって保護した方がいいかもしれない。しかし、そのせいで、今度はクリームを洗い流すためにクレンジングクリームなども使用することになるだろう。洗い過ぎたり、こすり過ぎたりということも、皮膚常在菌にはダメージが大きい。

選択は自由だが、育菌式美容法では、あまり過剰にいろいろなものをぬらないで、肌の機能を高める方向をおすすめする。紫外線の害を最小限にするには、帽子や衣服、日傘の併用で対策をとる。また、紫外線で細かい傷がついた肌も、十分な睡眠で皮膚の機能を働かせることによって回復できるので、日焼けした時は、しっかり保湿をしてたっぷり睡眠をとることを心がけたい。

そして、腸内常在菌のビフィズス菌が合成するビタミンB群のうち、ビタミンB_6と葉酸の二種類は、腸管を通じて皮膚の内部に到達し、傷んだ元気のない細胞に働きかけ、細胞分裂を促す働きがある。こうした身体が本来もっている力を十分に発揮できるようにすることで、長い目で見ると、素肌の状態はよくなるはずだ。

もちろん、まったく化粧品を使うなということではない。女性は特に、一九歳を過ぎると皮脂の出方が男性に比べて落ちてくる。また、都会生活は乾燥する。紫外線と並んで、皮膚常在菌の嫌いなものは乾燥である。風も乾燥を引き起こす。都会生活で問題となるのは、冷暖房による乾燥だ。化粧水や乳液で十分な保湿を心がけた方がよい。ただ、あまり過剰な肌のお手入れは、かえってよくないということだ。

子育てでも、過干渉は子どもが自身がもっている力を萎えさせる。甘やかし過ぎると、自分では何もできなくなってしまう。与えるものは最小限にして、潜在能力を十二分に引き出す方向を選びたいものだ。どうしても肌表面のことだけに目がいきがちなのだが、十分な睡眠やバランスのとれた食事をとり、腸内常在菌を育てる努力をすれば、肌の内部できちんと細胞が育ち、ターンオーバーの周期が乱れることなく細胞がいつも生まれ変わるようになる。そして、肌の表面にはバリアがきちんとできてくる。

化粧品は、その手助けをするものであって、全面的に頼るものではない。最近では、皮膚常在菌を活かすという考え方の化粧品もでてきている。自分の肌に合うものを選び、育菌にいそしみたい。

汗、大好き

育菌第二段階は、常在菌の好きなものを与えることである。皮膚常在菌の好物は、なんといっても汗である。菌にとっての最大の「快」は、人間が汗をかいてくれることだろう。

しかし、現代日本の都会生活では、汗は嫌われものである。満員電車や得意先回りで汗をかいて、同じ服装で仕事を続けなければならないとすると、汗は非常に「不快」なものとなる。できるだけ汗をかかないように冷房の効いた室内に身をおき、汗を抑えるパウダーなどを使用する。汗は都会で働く人々の天敵であり、「高温多湿の日本の夏は最低だ！」と叫んで、夏休みになると汗をかかない涼しいところに出かけていく。

その感覚が、本来おかしいということに、まず気づいてほしい。高温多湿の気候で、冷房を使わずに暮らしている人々は、日本にもいるが、東南アジアや南太平洋の島々などにたくさんいる。その人たちの肌は、もうすばらしくつやつやすべすべである。化粧品などあまり使わない。高温だから汗をかくし、多湿であれば、皮膚の水分も蒸発しない。きっと皮膚常在菌は、うれしく元気に活動しているだろう。自前の化粧水、天然クリームたっぷりなのである。

ついでにいえば、腸内常在菌もすばらしい状態に違いない。基本的に、動物としてのヒトは高温多湿に向いたつくりをしている。だから、そういう地域では建物も衣服も簡単ですむし、食料も豊富であり、人口も増える。低温低湿の地域で生きていくためには、建物も衣服も食料生産も多大なる工夫が必要だ。だからこそ、文明は発達していくともいえるが、彼らは、日光を浴び、汗をかきたくて、夏は南の海辺に出かける。わざわざ高温多湿のサウナにも入る。

日本は高温多湿地域であるにもかかわらず、都会では、低温低湿で発達した文明の発想をそのまま受け入れ、窓の小さなビルやマンションを建ててしまった。服装はビシッとスーツである。冬はいい。日本も低温低湿である。しかし、問題は夏だ。風の通らない建物や窮屈な地下鉄内では、暑くてジトジト、気持ちの悪い汗をいっぱいかく。だから冷房を完備する。そして、夏でもスーツで仕事をする。非常に無理なことを始めてしまったわけである。現在、冷房は当たり前となり、ヒートアイランド現象、地球温暖化で、さらに都会の夏は暑くなり、さらに冷房するという悪循環が止まらない。冷房で汗をかけないから、サウナもちゃんとつくった。せっかく高温多湿の夏があるにもかかわらず、わざわざ「健康のために」お金を使わなければ気が済まない社会になってしまっている。

高度成長期以前の日本映画を見ていると、会社員といえども、夏は半袖の開衿シャツで、扇子をばたばたさせている。家ではスダレを掛けた縁側で、浴衣《ゆかた》で胸元を開いたり、ステテコに手ぬぐい姿で団扇《うちわ》だ。もちろん、冷房はない。あの程度の服装が日本の夏にはぴったりで、そうやって過ごしている人たちの肌は、現在の人々よりもつやつやしていた。夏は、汗をかくのは当たり前とされ、汗が邪魔にされていなかったため、皮膚常在菌が生き生きとしていたに違いない。

日本の風土に合わせた建物づくり、暮らし方を再考する動きもあるが、いっせいに昔に戻るわけにはいかないし、コンピュータ社会と高温多湿は相容れない。都会の仕事場ではいい汗はあきらめるとして、せめて休みの日には、汗をかく暮らしをしたいものだ。

現在でも、肉体労働をしている人、スポーツ選手など、汗を大量にかく人の肌は、たいがいつやつやしている。プロ選手でなくても、週に一、二度は「いい汗」をかいていれば、汗腺もふさがらず、「ちゃんと汗をかける」身体でいられる。汗の成分で表皮ブドウ球菌が増え、また、汗の成分とその産生物質で皮膚は弱酸性を保ち、外部からの菌はシャットアウトされて皮膚の状態は良好になる。

大量の汗をかいている時には、身体のなかも活性化している。新陳代謝がよくなければ汗はかけない。身体中の循環がよくなり、先述した表皮細胞の生まれ変わりも順調になる。そして、腸内常在菌の方も順調だ。昼間動けば、夜はよく眠れる。翌朝いいウンチも出る。つまり、汗をかくことによって、身体はいろいろなトラブルを解決して本来あるべき状態に戻れるのである。

汗は菌にとって「快」であるといったが、本来、汗をかくことは、人間にとっても「快」なのである。ジトジトした汗でなく、玉のように転がり落ちるほどの汗をかいたことがある人は、その爽快感がわかると思う。ぜひ積極的に機会をつくって、存分に汗をかいてほしい。ただ、大量に汗をかいた後は、シャワーを浴び、また、水分とともに失われた塩分や鉄分などの補給を忘れないようにしたい。

忙しくていい汗をかく時間がどうしてもとれない人は、暑くて寝苦しい真夏の夜、冷房をかけるかわりに、「ああ、菌が育ってうれしいなあ」と思ってくれればいい。

二つの汗腺

「汗はくさいからいやだ」という人も多い。実際、汗をかいたあとの服や蒸れた靴下はくさい。こうやって書くだけでも、なんだかくさいニオイが漂ってくる。

だが、サウナで、しこたま汗をかいている時、くさいと感じるだろうか。実は、普通の汗そのものは、くさくないのである。

汗の成分は、九九パーセントが水で、あとは、塩分、タンパク質、乳酸である。それらが汗腺から出る。前出の図（P.91）のように、汗腺には二種類ある。肉体労働やスポーツをした時、風呂、サウナに入った時に全身にかく汗はエクリン腺の方から出てくる。この汗は体温調節のために出されるもので無臭である。だが、時間がたつと、成分のタンパク質と乳酸が発酵して甘酸っぱい独特のニオイになる。衣服についた汗は、さらにいろいろな菌も増殖するから、どんどんくさくなっていくのである。汗をかいてすぐにシャワーを浴び、着替えてしまえばまったくにおわない。

図のもう一つの汗腺に注目してほしい。アポクリン腺である。エクリン腺の汗が汗孔から出るのに対し、アポクリン腺の管は毛包につながっている。このアポクリン腺から出る汗には脂肪分が含まれる。この脂肪分が、出口の毛穴に棲む細菌によって分解されたり、過酸化脂質が皮脂によって分解されたりし、タンパク質やアンモニアと混ざりあうため、独特のニオイが発生する。出口ではニオイつきとなる。やっぱり汗はくさいのだが、このアポクリン腺は、身体のごく限られた場所にしか存在しない。その分布は、顔に数ヶ所、腋、乳首周辺、ヘソ、生殖器周辺である。

アポクリン腺から出る汗は、少量で、粘り気がある。体温調節の機能はなく、興奮やストレスによって出されることが多い。

顔はともかく、あとは、隠したいところばかり。このアポクリン腺が機能し始めるのが第二次性徴期以降であることを考え合わせても、意味深長な汗腺だが、人間以外の動物にはアポクリン腺がたくさんある。人間には、わずか数ヶ所、大切な部分にだけ残っているのである。思春期に急にワキガや体臭が気になるのは、実に自然なことなのだ。男と女が互いのアポクリン腺のニオイで野性を目覚めさせるのが、正しい恋の芽生えといえよう。

だから、「自然を大切にしよう」というのならば、まず、アポクリン腺とそこから発散されるニオイを大切にしたいものだ。これは、冗談ではなく、たとえば乳首の周辺にあるアポクリン腺は、赤ちゃんにとってとても大切なものだ。お母さんのお乳のニオイと、このアポクリン腺からの分泌物のニオイとが入り交じって、赤ちゃんの好きなニオイになる。赤ちゃんは、まだ目が見えなくても、自分のお母さんのオッパイの在りかがちゃんとわかり、お母さんのニオイに包まれて安心できるのである。

最近の清潔志向の影響で、母乳をやったあと、乳首周辺をきれいに拭くばかりか、ニオイをとる製品まで出ているようだ。雑菌の増殖を防ぐというが、あまり神経質に拭いてしまうと、大切なニオイまで失ってしまう。これでは、赤ちゃんが安心できず、不安を抱えて育ってしまう。清潔もほどほどにし、ニオイもほどほどに残しておきたい。

ちなみに、男性がいつまでも母を恋しがるのは、このニオイがなつかしいのだろうか。少なくとも私は、どうもこのニオイが忘れられないらしく、女性のオッパイのそばに行きたがるのである。

ニオイはアイデンティティー

アポクリン腺の大きさや数は人によって違うし、人種によっても異なる。一般に、日本人などモンゴロイド系は少なく、欧米人やアラブ人は汗腺自体が大きく数も多いようだ。アポクリン腺が大きければ体臭も強くなる。体臭は、アポクリン腺ばかりではなく、皮膚常在菌の産生物質もその原因のひとつとなる。たとえば、ニキビの原因としても有名なアクネ菌が出すプロピオン酸など。アポクリン腺の汗に含まれる脂肪酸同様、この酸も分解されタンパク質やアンモニアと混ざりあって体臭となる。先述したように、アクネ菌は肉食すると増加する傾向にあるから、肉食の多い民族はこちらのニオイも強いのだろうか。

欧米では香りの文化が非常に発達している。日本人の見方からすると、なるほど体臭が強いからそれを消すために香水をつけるのだな、と思うが、それは違うらしい。その人の体臭と香水とが混じり合った香りは、その人にしかない個性となる。だから、自分の体臭を基本に、そこにどんな香水を合わせるか、それを楽しむのだという。体臭も、香水と混じり合う香りも、その人の重要な魅力の一つとされる文化がある。

古い話だが、かのナポレオンも香水好きで、ケルン特産のオーデコロン（フランス語で〝ケルンの水〟の意）に夢中になり、生涯にわたって愛用したという。王妃ジョゼフィーヌは体臭が強く、じゃ香など濃厚な香水を好んだが、ナポレオンは彼女の体臭そのものを大変好み、濃厚な香水を禁止し、薄いオーデコロンをつけるようにいった。ところが彼女はじゃ香をつけることをやめなかったらしい。後の離婚は、その辺の好みの違いが原因の一つかもしれない。

日本にも香りの文化は古くからあって、着物に香をたきしめたり、香道まで発達したし、現在は香水も売れている。だが、じゃ香のような動物的な濃い香りは敬遠され、どちらかというと、あっさりしたさわやかな香りが好まれる。そして、体臭は、現代日本の日常では、まったく人気がない。

「くさい」ことは、ほとんど罪といってもいいような扱いを受ける。「汗くさい」のが、男の魅力という時代もあったのに、「おとうさん、くさいから近寄らないで」「部長、くさいと嫌われますよ」という言葉がまかり通る。

そういう残酷な言葉を投げかける若人たちも、自分の口臭やワキガのニオイが気になって、たいしてくさくもないのにノイローゼになったりする。中年を過ぎるとだんだん加齢臭というものが問題になる。加齢臭については後述するが、ともかく老若男女こぞって、自分の身体のどこかがくさくないか、入れ歯は大丈夫か、靴はどうかひそかに点検し、いろいろな薬品やせっけんやパウダーを買い込み、一生懸命ニオイ消しに励む。ソファーやカーテンのニオイもシュシュッと消しまくる。冷蔵庫も戸棚もゴミまで無臭。トイレで深呼吸ができるようにもする。しなくていいと思うが。

本来、動物にとって、ニオイは自分のアイデンティティーである。自分のニオイがついたところが、自分の縄張りでもあるはずなのに、無臭の住まいに無臭の人間が住む。それで「自然を大切にしよう」である。なんだかとてもヘンな現象だ。

風呂はカラスの行水で

体臭ゼロをめざすため、だれもが風呂で熱心に身体を洗う。日本人ほど、風呂に入り、せっけんやボディーシャンプーやシャンプー、リンス類を大量に使う国民も珍しいのではないかと思う。ほぼ全員が毎日ゴシゴシ洗っている。それだけ洗剤が流れることも環境に対して悪そうだが、自分の身体にもあまりよくない。もちろん、皮膚常在菌にはとても悪い。ほとんど菌虐待といってもいい。

「毎日身体中ゴシゴシ」は、とても無駄なことをしていると自覚した方がよい。育菌的発想における正しい風呂の入り方を学ぼう。

表皮の一番上の角質層が、毎日少しずつはがれることを思い出してほしい。身体には、自分の皮膚を新しくつくる力がある。だから、この自然にはがれる垢《あか》を、さっとシャワーで流したり、湯舟に浸かるだけでも十分きれいになる。ナイロンタオルなどでゴシゴシこすると、まだはがれ落ちる準備のできていない表皮まで傷つける。

どうしても体臭が気になる人は、前出のアポクリン腺の分布する場所を清潔に保つよう心がければいい。この箇所に加えて、一日中靴と靴下のなかで蒸れてしまった足先、特に足の指のあいだ、それから、腸内常在菌の出口である肛門周辺を注意して洗えばいい。アポクリン腺分布とも重なるが、アクネ菌と皮脂腺の多いおでこも注意箇所である。

毎日風呂に入る人は、普段は、まず身体全体にシャワーを浴びるか流し湯をかけ、この数ヶ所だけをささっとせっけんで洗い、後はざっと流して湯舟に入れば十分だ。メークを落とした顔についていても、こすり洗いは避けたい。

さっと風呂に入るだけで、皮膚表面では常在菌の九〇パーセント近くがいなくなるという。風呂から上がってしばらくすればまた元どおりに増えるのだが、この時に、ゴシゴシこすって表皮を傷つけ、皮脂の出も悪くなってしまうと、皮膚常在菌のバランスは崩れる。強い味方の表皮ブドウ球菌が少なくなり、黄色ブドウ球菌が増えて、かゆみやアトピーなどを引き起こすことにもなりかねない。そこまでいかなくても表皮がささくれ立てばカサカサになる。さらに皮脂が出にくくなり、ますます肌が乾燥する。皮脂腺や汗腺もうまく働かず、皮膚常在菌も育たなくなるという悪循環に陥る。

昔は、カサカサ、かゆみは老人特有の悩みとされていた。これは、老化現象の一つで、皮脂の出方が少なくなるためにカサカサしてくる、ごく自然なことである。ところが、この現象が、今は若い女性に多くなっている。明らかに洗い過ぎが問題なのだ。そんなに活動していないのに、毎日全身くまなく泡を立ててゴシゴシやれば、カサカサになるのは当たり前である。くれぐれもさっと洗うことを心がけ、活動の少なかった日は風呂に入らない方がいい。冷えて困る人は、足湯をしたりすればよい。

また、極端な長湯も問題である。最近、ぬるめのお湯での半身浴が流行している。血行がよくなる点ではとてもいい方法だ。だが、三〇分ぐらいならともかく、それを超えて、二時間三時間入る人もいるという。これは、育菌的立場からいうと、あまりよくない。表皮がふやけて菌が流れ過ぎてしまうからである。

また、中年以降の人では、温泉療法で何時間も浸かるという場合もある。これも、あまり浸かり過ぎると、温泉の効用はあるにしても、寝る時に皮膚がかゆくなりがちである。皮脂はお湯にとけ出しやすいので、少なくなってしまうからである。

風呂にのんびり入るのは、リラックスしてとてもよいことだと思うが、やはり何事もほどほどにした方がよい。

顔と手を洗うのはなぜ

身体のなかで、だれもが毎日洗う箇所は、顔と手である。起きたらまず洗顔というのは、衛生唱歌にもあった。そして、小さい頃から、トイレの後、外出から帰ってきた時、食事前など、頻繁に手を洗うように教えられてきた。

普通の生活で表に出ているのは顔と手だけなのである。最近の女性は生足《なまあし》という場合も多いが。

衣服で保護されずに外に出ていれば、当然汚れはつく。田舎ならば土ぼこりくらいだが、街では、排気ガス、アスファルトが削られた粉塵、工場からの煙などいろいろなものが渾然一体となった汚れがいっぱいつく。だから洗って清潔にするわけである。女性の化粧は、こうした汚れから顔を保護するという意味もある。そして、その化粧を落とすためにも洗う必要がある。そういうわけで、顔と手は、身体の他の部分に比べて何十倍も洗われる。

育菌の立場からいっても、顔と手には、皮膚常在菌にとってよくないものがつくので、風呂で身体を洗う場合より熱心に洗うのは正しい。ホコリに汚れた手や顔は見た目にも悪いが、常在菌にとっても不具合なのである。

そして、顔と手には、表情というものがある。私が解剖学教室に在籍中、人体解剖実習の時のこと、人の身体にメスを入れる瞬間はとても厳粛な気持ちになった。そして、この箇所でよいのかどうか、確かめ、慎重にメスを入れる。それはどの箇所も同じことなのだが、こと顔と手となると、私の場合、慎重を期してもなお、非常にためらいがあった。お腹や足、腕にメスを入れる時にはない感覚が生じた。もちろん慣れの問題もあるだろうが、顔や手に向かうと横たわっている人体から訴えかけてくるものを感じてしまう。顔と手には、同じ身体でも異質の存在感があるように思う。

たとえば、お腹の真ん中や背中の一部を写真にとってみる。それがだれの一部なのか、家族でもわかりにくいと思う。ところが、顔を写した写真を見ると見分けがつく。手も親しい人ならばわかるし、よく働いた人の手だなとか、なんと美しい手だろうなどと、その写真には物語さえ感じられる。いくら「腹をたてる」といっても、お腹の写真で「う〜ん、この人は相当怒ってますね」と読み取れる人はまずいない。

表情を感じる箇所であるから、顔と手は大事にされる。カサカサにひび割れたかかとは、放っておいてもまだたいした影響はないが、顔がカサカサでひび割れていたら、笑顔をつくってもうまく喜びの感情が相手に伝わらない。表情とは、相手に自分の心を伝えるものだ。つまり、顔と手は心の窓口でもある。だから、顔や手の手入れをし、表皮ブドウ球菌の育ったしっとりした肌を保つことは、心のケアにも通じているのかもしれない。

第４章　育菌のコツをつかむ

菌の世界の鉄則は早い者勝ち

何のために育菌するのか、ここで念をおしておこう。腸内常在菌は、人間の消化機能だけでは消化できないものを主なエサとして分解する。その際、彼らの産生物質が、結果として外界から侵入してくる菌を死滅させるバリアの役割を果す。

皮膚でも、先に表皮ブドウ球菌が増えていると、その産生物質と皮脂や汗の成分で、肌は弱酸性となり、外界から侵入しようとするウイルスや菌のバリアとなっている。

このように、常在菌がバランスよく繁殖していれば、人間は他の菌から守られるのである。だから、人間と共存共栄できる菌は、親心をもって大事にしようではないか、というのが育菌の発想である。

この発想は、「菌は先に増えた方が勝ち」という法則によって成り立つ理屈である。この理屈によって人間の生命誕生も守られている。女性の膣には、デーデルライン桿菌(乳酸桿菌)という常在菌がある。この菌が多くいれば、膣内は酸性に保たれ、外部から菌が侵入しても増殖を防いでくれるから、子宮も、あるいはなかにいる赤ちゃんも、無菌状態で育つ。ところが、ビデなどで膣を洗い過ぎてデーデルライン桿菌がなくなってしまい、感染症が起こるケースが問題となっている。清潔志向の若い女性が主である。

「どうせ菌がいっぱいの世の中に出てくるんだったら、子宮のなかに菌がいてもいいんじゃないの?」という疑問もある。だが、そうはいかない。精子が卵子に到達し、新しい命が宿り、胎児として成長するあいだ、ここは、無菌でなければならない。

身体全体もそうである。皮膚と消化管は、いわば外界に開かれた組織である。消化管を一本の管とすると、人間は穴の開いたチクワ状のものと考えられる。チクワの外側と穴の表面部分は、外界に接する。しかし、チクワの中身は、外界と接していない。筋肉や血管、骨は無菌状態なのである。

そして、無菌状態に保ちたい子宮は、男性側から精子を受け取らなければならないから、外に開かれた膣という重要な通り道を設けた。ここで外界の細菌を全部遮断しなければならない。デーデルライン桿菌は重い任務を背負って、生命誕生の場を守り、また複雑な女性の身体を守っているたいへん重要な菌なのである。気安く洗い流してはバチがあたる。

デーデルライン桿菌に明らかなように、常在菌が一定量存在することによって、人間にとって有害な菌を死滅させたり、増殖を抑えたりしている。常に、そのバランスが崩れないようにしたい。

服を着るのはなぜ

人間が服を着るのは、ただファッションのためだけではない。一番重要な目的は身体をあたためることだ。生命は海で誕生し、陸に上がって、鳥やほ乳類になると毛をはやした。これも保温のためだ。身体をあたためるのは動物や人の知恵であり、丸くなって寝たり巣をつくったりする。鳥は羽毛を逆立てて保温する。

人間も原始の段階では毛だらけだった。それがだんだん毛がなくなり、アポクリン腺も少なくなり、服を着るようになった。衣服は大切な身体を守るためのものだった。だんだん文明が進むとともにファッション性が重んじられてくる。最近では、身体を守り、保温するという衣服の第一義はどこへやら、伊達《だて》の薄着も流行しているようだ。

常に高温多湿の地域であれば、腰巻き一丁でいい。女性もタンクトップやもちろんトップレスでいい。下には腰みのなど巻いていれば、この上なく美しいし、身体の健康上も問題はない。しかし、最近の流行は、デコルテ（首から胸部への襟ぐり）と肩、二の腕の美しさがセレブの証《あかし》などといって、せっせとエステで磨き上げ、冬でもタンクトップやキャミソール姿になったりする。欧米の社交界で、女性がローブデコルテ（肩や胸、背中をあらわにしたドレス）で装うことから端を発し、今や日本女性のだれやかれやまで、がんばって肌を出そうとしているらしい。

これは、夏に冷房をしない場所以外では、やめた方がいい。身体は冷えると血液の循環が悪くなり、免疫力も落ちてしまう。女性は特に冷えには気をつけなければいけない。常在菌も活動が鈍る。うまく増えなくなって、他の菌の侵入を許してしまい、病気の原因ともなるのだ。きっと欧米の社交界花形婦人もひそかに腰痛や婦人病で悩んできたに違いない。

冬でも超ミニスカートで生足《なまあし》、ハイソックスという格好の女子高生。これもやめた方がいい。「大丈夫、流行《はや》りの毛糸のパンツ穿《は》いてるから」といったって、やはり冷えるだろう。なかには生ヘソまで出している娘もいる。やめなさい。伊達の薄着は育菌違反なのである。私としては、菌虐待行為で逮捕したいくらいである。

真夏、ステテコに薄い生地のシャツを着て、その上から腹巻きをしているオジサンの姿は正しいのである。夏といってもお腹は案外冷える。厚着はおすすめしないが、衣服を着て、皮膚とのあいだに空気の層をつくり、身体の保温につとめたい。

なぜ、身体を冷やすのが常在菌に悪いのか。菌にはもともと、それぞれの好きな温度というものがある。人間の身体に棲みついた菌は、人間の身体の温度が好きな菌だ。体温は平均三六・五℃。これは平均的な体表面の温度である。そして、体内温度はだいたい三七℃といわれる。血液がめぐって、体温は、基本的に全身一定に保たれる。この温度をいつでも保ってあげることが、育菌のコツである。

この温度よりやや上がる分には活動に支障はないが、体表が三五℃以下、体内が三六℃以下になると、常在菌は元気をなくす。

人間の場合でも、気温によってずいぶん活動に差が出てくるではないか。一八℃から二三℃くらいが適温と感じる人が多い。やや暑い分には活動に支障はないが、うんと暑かったり、寒かったりすると、だれでも外を歩きたくなくなる。一〇℃以下で暖房もできないとなれば、丸まって寝ているか、あるいは走り回って自ら熱を生み出すかだ。

常在菌も適温以外では活動が鈍る。彼らは走り回って熱を出すことはできないから、ひたすら元気がなくなってしまう。伊達の薄着はやめよう。暖房しているからいいというものではない。冷暖房は、空気を乾燥させる。衣服は、肌の乾燥も防いでくれる。だから、常在菌に働いてもらいたかったら、日本の気候では、夏以外はある程度ちゃんと衣服で肌を守った方がいい。第3章で述べたように紫外線からも衣服である程度守れる。

身体のなかもあたたかく

第1章で取り上げた「衛生唱歌」に、「余りに熱き湯茶のむな　氷の如きも亦わろし　熱したる身に水飲めば　風邪ひくことのあるぞかし」と謳われている。これは、身体を冷やすと、免疫力が落ちてしまい、風邪など感染する危険性を経験的に述べているのだろう。氷や生水は雑菌の危険性もあるが、身体のなかを冷やして、常在菌の活動を鈍らせる。

先ほど、血液がめぐることで身体は一定の温度に保たれるといった。ということは、どこか一ヶ所が急激に冷やされると、そこから他の箇所にも冷えが広がる。だから、極端に冷たいものを食べたり、冷やし過ぎるのは、体温全体が低下して常在菌の活動が鈍ることにつながるのだ。逆に体温が上昇し過ぎた時に、おでこや首の後ろなど一ヶ所を冷やすのは、理にかなったことで、自然に体温を下げることができるわけだ。

氷のほか、キュウリやレタスなどの生野菜も身体を冷やす。夏には生野菜サラダもいいが、冬は、温野菜や根菜類中心の方が身体は冷えない。もともと、キュウリやレタスは夏が旬だ。秋から冬にはイモ類、豆類、白菜や大根、カブが旬。冬に生のキュウリとレタスがある方がおかしいのである。旬のものを季節にふさわしい料理法で食べれば、常在菌も喜ぶ。

くり返すが、冷暖房もほどほどがいい。夏は暑いくらいの方がいいし、冬も、いくら暖かい方がいいといっても、先述したように暖房のし過ぎは乾燥する。室温自体は少し寒いくらいで衣服で調節し、鍋物など季節らしい献立にして身体をあたためるのがいいだろう。

以前、真夏に串焼き専門店に連れていってもらったことがある。三五℃近い気温のなか、汗だくになって店に入るとゾッとするほど涼しい。寒いといった方がいい。そして、炭火のコンロが目の前に置かれ、好きな肉や魚、野菜を焼いて食べる。連れていってくれた人は「な、この真夏にぜいたくだろう」と自慢気だったが、冗談じゃない。私は自分の常在菌がびっくりしている様が目に浮かび、かわいそうでならず、特上和牛が出てきても上の空。もったいないことをした。今度は真冬にお願いしたい。

ともかく、自分の常在菌がかわいかったら、皮膚もお腹のなかもちゃんとあたためてあげよう。

加齢臭と菌の関係

お父さんの下着を洗濯機に入れる時、割り箸を使うという異常事態が家庭で起きていると、話題になったことがある。会社の中年おじさん社員は、くさい動物として女子社員から嫌われ、一定の距離を置いて話すという異常事態も起きている。

この二つの異常事態の共通項は「加齢臭」。「いやなニオイがする」のが原因らしい。そのニオイは若い女性は特に敏感に感じるらしく、あからさまに「お父さんはくさい」「課長はくさい」とのたまう。単に汗くさいわけではない。汗をかいていない状態でもくさいのが加齢臭なのである。もっとも、人それぞれ、口臭や、ニンニク、アルコール類などを飲食したあとに出るニオイが体臭とともに発散されるなど、くさい原因はいろいろだ。しかし、中年以降、独特のニオイが身体から出てくるのもまた事実だ。

加齢臭とは、中高年の人の胸や背中からにおってくる、脂くさくて少しカビくさい、「梅雨時の押し入れ」のようなニオイらしい。決して男性に限ったものではない。女性にも加齢臭はある。加齢臭とは中高年の人に特有のニオイともいえる。ではこの加齢臭とはいったいどうして出てくるのだろう。

人の身体からはいわゆる体臭が出ている。皮膚の内側から汗や脂肪酸などが出てきて、そこに常在する細菌などの微生物がこれらをエサにして繁殖している。細菌などの微生物も生物だからそこには代謝が生じる。人間でいうとウンチしてオシッコして汗をかいているという状態。人の代謝物として体表に出てきたものの一部は微生物に利用され、そこで次の代謝物が出てくる。そしてそれらのニオイが「体臭」になる。

体臭からは、アルコール類、アルデヒド類、低級脂肪酸などさまざまなニオイ成分が検出される。このニオイ成分のなかで、若い人の体臭にはほとんど含まれていないが、四〇代以降に男女ともに高い頻度で検出されるものに「ノネナール」がある。ノネナールは不飽和アルデヒドの一種で、カビくさくて脂くさいニオイがする。

中高年の人の皮脂には、若い人にほとんど存在しないパルミトオレイン酸やバクセン酸などの脂肪酸が増加する。その上、中高年は若い人に比べて皮脂中の過酸化脂肪質量が多く、酸化分解が進みやすいらしい。これらのことから加齢臭の中心的成分はノネナールで、皮脂中のパルミトオレイン酸などが酸化分解されることによりノネナールが生成され、体臭中に含まれるといわれている。

そこで抗酸化剤であるチオタウリンをパルミトオレイン酸に作用させると、ノネナールの発生抑制があることがわかったので、これらを含んだ消臭化粧品がつくられている。

ここで疑問が二つある。加齢臭は女性にもあるのにあまり声高にいわれないこと。もう一つは、中高年男性の加齢臭に敏感なのは若い女性であること。この二つの疑問である。

女性の加齢臭は日常の化粧品や香水でマスキングされているので騒ぐほどに至っていないのではないだろうか、というのが一つの推測だ。女性の方が自分のニオイに気をつかっている人が多そうだ。また、中年男性に比べて、中年女性の飲むアルコール飲料は少ないかもしれないので、ノネナール以外の体臭も少ないだろう。

問題は、なぜ若い女性に中高年親父は嫌われるかということだ。これは嗅覚と関係が深い。人の嗅覚は一日のうちでも感じる濃度に一〇倍ぐらいの差があるらしいが、ニオイを感じる力、嗅力は男女とも二〇歳から三〇歳がピークで、年を経るごとに低下していく。特に五〇代から著しく低下し始め、六〇歳を超えるとさらに急激に低下する。男性と女性を比べるとわずかではあるが女性の嗅力が強い。すなわち、五〇代、六〇代の男性は嗅力が低下していて自分たちの加齢臭に気づかないが、嗅力がずば抜けている若い女性は敏感に、いや強烈に加齢臭を感じてしまう。

もう一つ男性側には問題がある。それは背広。ニオイのもとは化学物質で、皮膚から発散され、下着、ワイシャツを通して背広に移る。背広の繊維は分厚く目が込んでおり、そこにニオイ物質がトラップされる。加齢臭は身体から毎日発散していて、背広に蓄積されていく。シーズン（四ヶ月）中に三着の背広を交替に着ていても、月二〇日背広を着ているとすると一シーズン八〇日、これを三で割ると一着の背広に約二七日間の加齢臭が蓄積していることになる。

かたや女性の衣服は男性のような着方はしない。ほぼ毎日交換するので加齢臭が蓄積することはない。男性は、背広だけではなく、ネクタイも冬のコートも頻繁に洗濯しない。加えていうなら、加齢臭ではないが違うニオイも男性の衣服には蓄積している。それはオシッコのニオイだ。

男性が用を足すと便器から跳ね返った微細なオシッコの粒子がズボンやコートの裾にたくさん付着してしまう。これらも衣服に蓄積されたニオイであり、そのオシッコをエサに細菌が繁殖していることも考えられる。衣服は体温や環境の温度（太陽熱や室温）で微生物が繁殖するのに好条件になっている。繁殖した微生物は次のニオイの原因となる代謝物を産生している。

中高年の加齢臭を周りに振りまかないためには、まず、シャワーや入浴によりきちんと皮膚を清潔にすること、その際アポクリン腺を意識すること、加齢臭やオシッコ臭が蓄積された衣服は風通しをよくして、ニオイを除去し、三日も四日も続けて同じ服を着ないこと。以上が最低のマナーであり、若いお嬢さんたちから嫌われない術でもある。

正しい手洗いと顔洗い

トイレから出たあと、あなたは何秒位、手を洗っているだろうか。これも、女子学生にお願いして計ってみると、結果は平均四・七秒。男性だと洗わない人も多い。

しかも、洗っているところを見ると、「手洗い」とはとてもいえない。ほとんどの場合、手のひらをすり合わせて終わりという、「手こすり」である。なかには、片手で水をピピッと触るだけという場合もある。これでは、汚れを落とすというより、ほとんど儀式である。

では、約五秒の「手こすり」で、手にいる菌はどうなっているのか。

手を洗う前に、手の表面の菌数を調べておく。手には表皮ブドウ球菌以外に、カビや大腸菌、黄色ブドウ球菌などさまざまな菌が付着している。五秒洗ってもう一度菌数を調べる。そうすると、なんと、八〇パーセントの人で、手の表面の菌が増えていたのである。「やっぱり、洗わないオレは正しいのだ」というオヤジの声も聞こえるが……。

いったいなぜ、菌は増えたのか。実は、菌は手の表面だけではなく、毛穴や汗腺のなかに入り込んでいる。「手こすり」で、その毛穴や汗腺の菌が表面に出てきたため、検出される菌量が増えたのだ。

もし、消毒薬を使わない手洗いで、完璧に無菌をめざすのであれば、まあ、三〇分ほど洗えばいいだろうか。「だから、除菌と書いてあるせっけんを使えばいいんだ」という声もあるだろう。しかし、普段の生活のなかで、手が無菌に近い状態である必要はないのである。家で料理をする前ならば、五秒の「手こすり」よりはちょっとていねいに、一〇秒くらい、さわやかになったな、という程度でいい。

そんなことでは大腸菌のついた料理になってしまうではないか、と心配になるだろう。それでいいのだ。お母さんやお父さんの大腸菌をのせた料理は、つくってすぐ食べる分にはまったく問題ない。食中毒が起こるには、かなり菌が増殖していなければならない。また少々の菌は、唾液や胃酸や腸のぜん動運動で殺される。生き残ったとしても、数が少なければ、腸内の常在菌がやっつけたり、新たな免疫力にもつながる。両親の大腸菌は、かえってあった方がよいくらいである。普段の生活では、あまり神経質に手を洗うと、表皮ブドウ球菌がいなくなる弊害の方が大きい。

ならば、まったく洗わないのがいいのかというと、そうではない。やはり、手を洗うことで、大きな汚れは落ちるし、「清潔を心がける」という気持ちを態度で示すことは、社会生活上、大切である。いざという時、ていねいに洗おうという意識をもっていさえすれば、日常は「儀式」でいいのである。

ところが、外食や中食《なかしょく》（料理済みのおかずなどを買って、家や会社で食べる形式）では、そうはいかない。調理に携わる人の手洗いがいいかげんであると、深刻な食中毒に発展する可能性がある。大量につくり、運び、時間を置いて食べる場合は、とくに危険性が高い。だから、コンビニエンスストアの弁当なども、一定時間が来たら捨ててしまうという管理が行なわれている。

それでも、デパートの地下で売られている食品の菌数を調べてみると、一般細菌や、大腸菌群が一万個単位でついている場合が普通なのだ。そんなばかな、とだれしも思う。ペットボトルでもミネラルウォーターに菌がちょっと入っていれば大騒ぎになる。しかし、一回口をつけたペットボトルにフタをして持ち歩き、時間がたてば、その中にはたぶん一〇〇万個、いや想像を絶する量の菌がいるはずだ。

普通はそれで問題は起きない。私たちは菌に囲まれて過ごし、かつ、身体の免疫系や常在菌がフル活動で外部の菌から身体を守ってくれている。菌がいて当然なのだ。だが、日常、いくらでも食中毒の危険が転がっているのもまた事実。疲れて免疫力が低下している人には、十分注意してあげなければならない。食品産業に関わる人の手洗いは、気をつけなければいけない。

また、医療機関での手洗いは、もっと慎重でなければならない。黄色ブドウ球菌はおろか、表皮ブドウ球菌でさえ、院内感染の原因となる。医療の現場とは、免疫力の低下した人と、病原性をもつ菌が同居する場であることを、肝に銘じた手洗いが必要だ。

社会におけるさまざまな場面に、それぞれふさわしい手洗いの仕方を学んでおこう。アメリカの病院関係で、分類された洗い方は次のようになっている。

（1）社会的手洗い

●目的　食事の前、トイレのあとなど、家庭内で行なわれる手指の汚染除去

●方法　手にせっけんをつけて、さっと流水ですすぐ

（2）衛生学的手洗い

●目的　病棟、外来で行なわれる一過性の菌の除去

●方法　抗菌剤を含むせっけんや消毒薬を使用して、流水でよくすすぐ

（3）手術的手洗い

●目的　一過性の菌の除去および常在菌の制菌、殺菌

●方法　最も清潔水準の高い手洗いで、長時間菌の増殖を制止する消毒薬を使用する

図6　手洗いをし損ないやすい部分

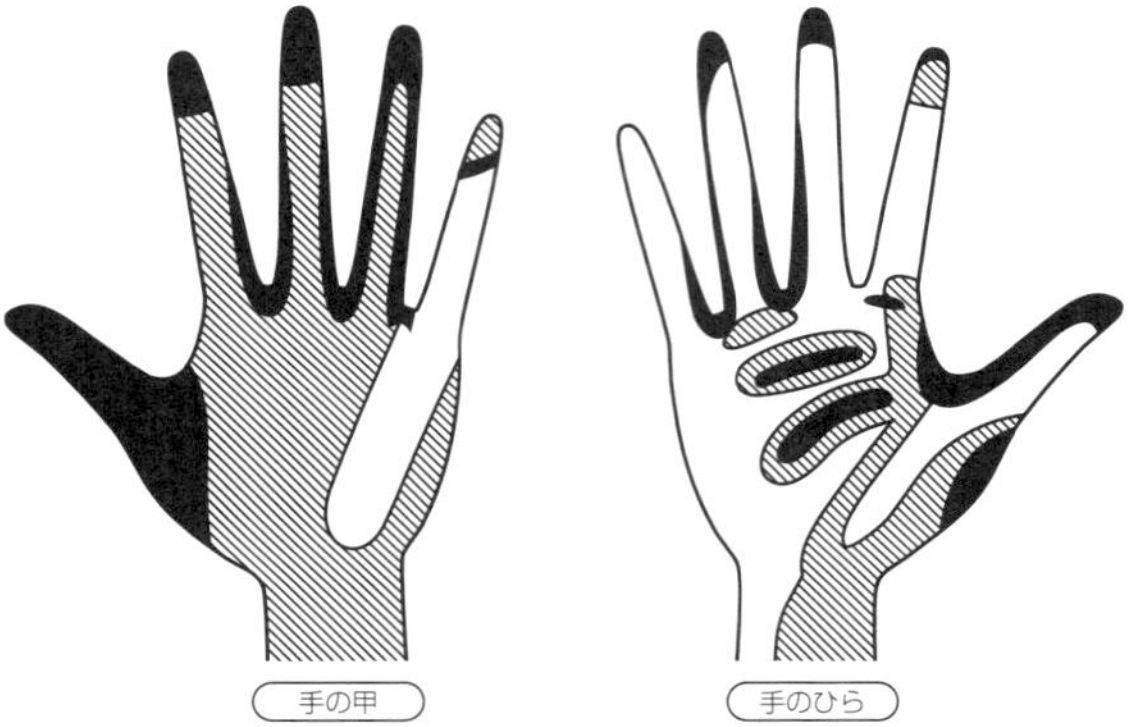

参考資料／Taylor, L. J.: An evaluation of handwashing technique 1, Nursing Times, 12:54-55, 1978

これを、食行動に関してあてはめると

（1）家にいる時のいつもの手洗い

（2）お弁当をつくったり、大勢の人が食べるものを扱う時の手洗い

（3）食品工場で求められる手洗い（手術時ほどの高水準ではないが、それに近い水準）

（2）の衛生学的手洗いは、普通の人も、覚えておいた方がよい。気軽にパーティー料理やお弁当づくりが行なわれるが、調理後時間を置く場合は、「今日は、衛生学的手洗いでいこう」と声をかけ、こまめに手洗いする。思い出してほしい。「衛生」のもとの意味は、「命を守る」ことであった。

図7　衛生学的手洗いのテクニック

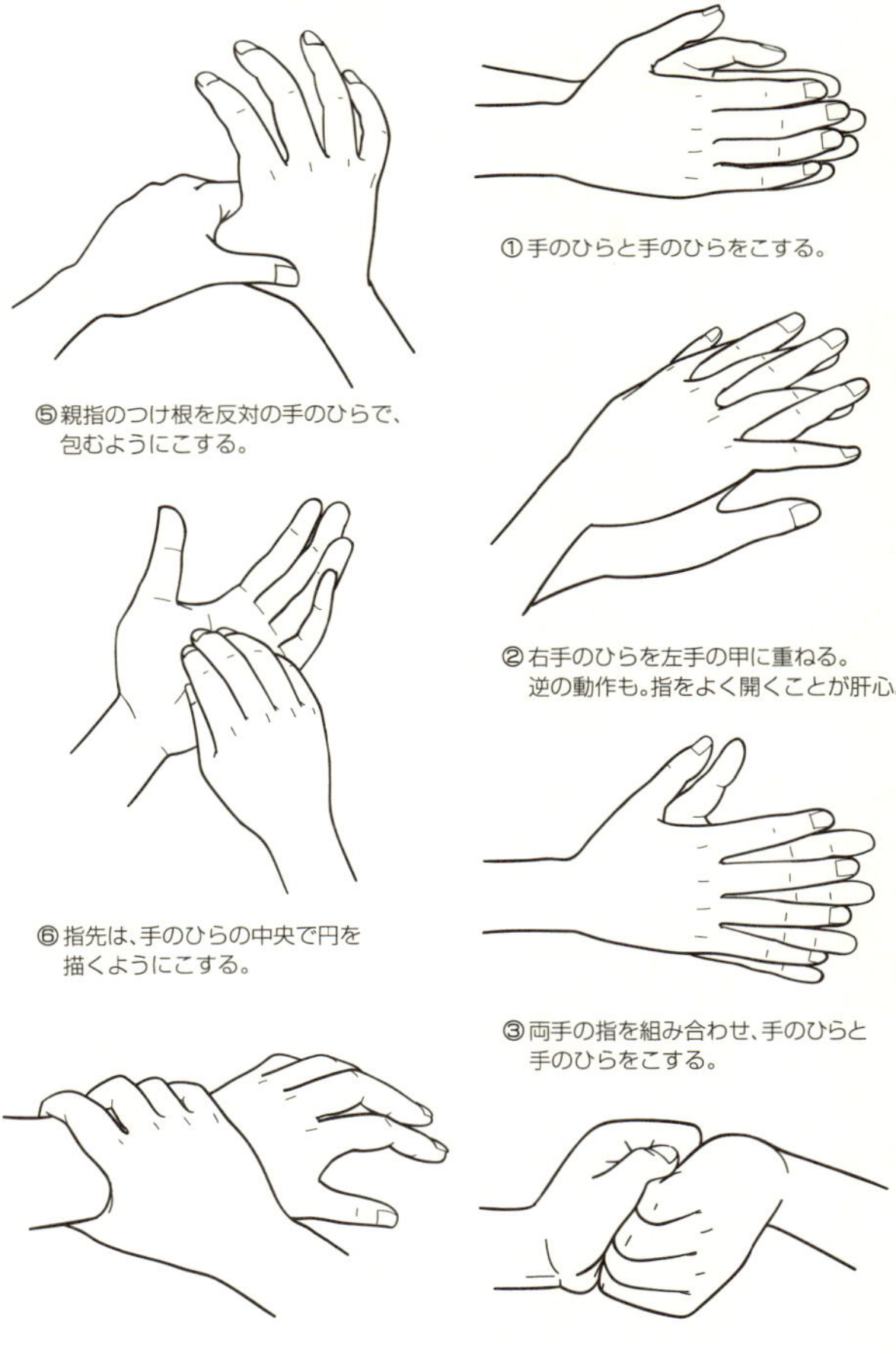

①手のひらと手のひらをこする。

②右手のひらを左手の甲に重ねる。
逆の動作も。指をよく開くことが肝心。

③両手の指を組み合わせ、手のひらと手のひらをこする。

④両手を組み、反対の手のひらで爪までこする。

⑤親指のつけ根を反対の手のひらで、包むようにこする。

⑥指先は、手のひらの中央で円を描くようにこする。

⑦手首も忘れずに。

参考資料／Taylor, L. J.: An evaluation of handwashing technique 1, Nursing Times, 12:54-55, 1978

図8　洗顔ですすぎ残ししやすい部分

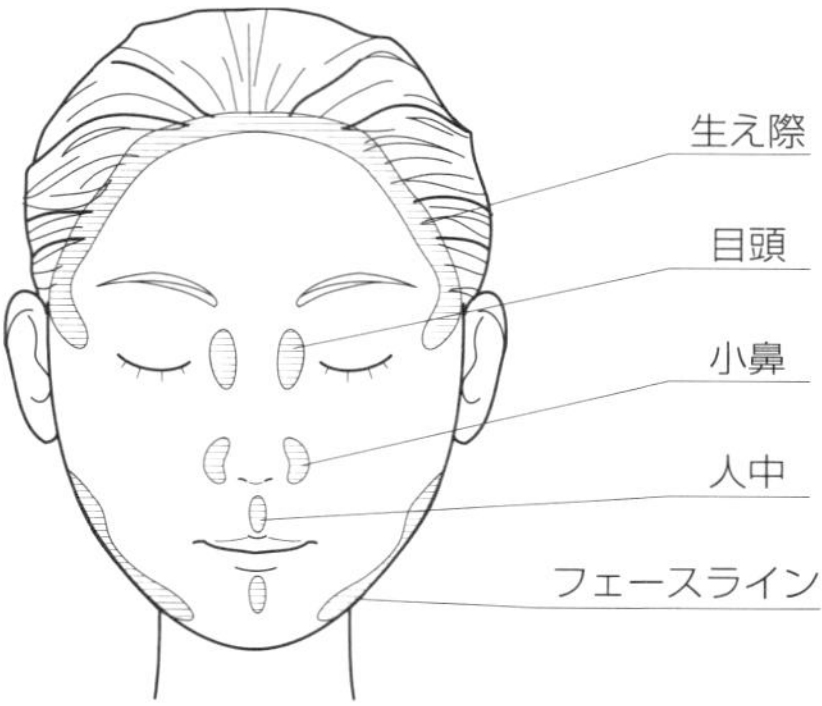

資料協力／資生堂ビューティーサイエンス研究所

実際、複雑な形の手を完璧に洗うことは非常に難しい。

病院ではスタッフは皆練習する。参考として、手洗いをし損ないやすい部分の図6と、衛生学的手洗いのテクニックの図7（P.138〜139）を載せておく。一度、手全体にインクなどをつけて手洗いをした後の落ち具合をみて、自分の洗いグセを発見してみてほしい。

しかし、あくまでも、これは時間を置いて食べる食品を扱う場合である。普段の生活をする上で、抗菌剤入りのせっけんなど洗浄力の高いものを常用すると、皮膚常在菌を殺してしまったり、必要以上に皮脂を洗い流してしまったりすることになる。あまり神経質にならず、ちゃちゃっと五秒のいいかげんさの方がいいということは、ぜひ覚えておいてもらいたい。

また、顔もきれいに洗おうと思うと非常に難しいものだ。洗顔し過ぎ、こすり過ぎる人が多いのだが、それは部分的に何度も同じところを洗っているに過ぎない。案外、洗い残しは多く、そこに、黄色ブドウ球菌やアクネ菌、化粧品がたまっていて、そこから肌のトラブルが広がることもある（図8）。洗顔も、自分のクセを見直し、的確に洗うテクニックを身につけたい。

守ってあげたい常在菌

常在菌をバランスよく育てるコツは、なんといっても、常在菌の存在を認め、かわいがろうとする意識を持つことである。いくら、知識としてビフィズス菌や表皮ブドウ球菌のことが頭に入っていても、「菌なんて気持ち悪い」という気持ちがあれば、行動にズレが生じるはずだ。

一〇〇兆個の常在菌が身体にいて共存し、そのバランスを整えさえすれば、味方になってくれる。人間は一人ぼっちではない。こんなに心強いことはないではないか。

何かをする時、義務感だけでは決してうまくいかないことを経験している人は多いと思う。健康や美容のために何かを始めても、ダイエットを始めても、義務感だけでは続かない。「運動しなくちゃ」、「眠らなくちゃ」、「野菜食べなくちゃ」、「サプリメントとらなくちゃ」……こういう義務感でやるものは、どんなに身体によさそうなことでも、やがてストレスになり、かえって身体によくないのである。

常在菌に関しても同じである。「ヨーグルトを食べなくちゃ」、「紫外線や冷房は避けなきゃ」という義務感だけでは、楽しくない。ヨーグルトを食べる時は、「オリゴ糖のお弁当で今日も一日がんばれよ」とかわいい我が子を送り出すような気持ちになろう。日の当たるところに出る時にも、我が子に帽子をかぶせてやる気持ちをもって、自分で紫外線を防ぎ日除けをする。「常在菌が喜ぶことが、私の喜び」、「私が楽しければ、常在菌も楽しい」という循環が大切だ。この楽しさの循環があってこそ、共存共栄がうまくいく。

冗談ととられそうだが、真面目な話なのである。

何かをかわいがる、大切にするという気持ちは、人の心のイライラを鎮めてくれるものだ。多くの人が、「自分をもっと認めてほしい」、「大事に扱われたい」、「安心させてほしい」と他人に要求し、それが思いどおりにならず、「こんなに働いて尽しているのにだれも正当に評価してくれない、うまくいかない」という思いをもつことが、イライラの原因になる。他人の評価を追う限り、うまくいくものもうまくいかないのである。

発想を変えて、自分が主体となって、自分を大切にした方がよい。常在菌をかわいがる意識をもつことは、その手始めである。常在菌だって、黙々と働いているのに、人間がちっとも構ってくれず、紫外線浴び放題、冷房で乾燥する、冷やされる、とくれば、相当イライラしているのだ。常在菌がストレスを感じれば、人間も元気をなくし、人間がストレスを感じれば、常在菌も元気をなくしてしまう。こちらが「守ってあげる」という意識をもてば、彼らのバランスも整い、私たちを守ってくれる。

ストレス

ところで、そもそも、ストレスとはなんだろう。「ストレス」という言葉は、一九三六年、カナダの生理学者ハンス・セリエによって初めて使われた。彼は、ストレスとは、「体外から加えられた要求に対する身体の非特異的な反応」と定義した。反応を引き起こす刺激のことを「ストレッサー」、刺激に対して反応し、歪《ゆが》みを起こした状態のことを「ストレス」と区別しているが、最近、一般的にはこれらを区別せずに、両者をストレスということが多い。

ストレスはすべて身体に悪い、有害ととられがちだが、実際はそうではない。外部からの刺激があって、挑戦しようと意欲をもったり、気持ちが昂揚してやる気が出るなどという時、この刺激も、ストレスだ。自分の適応能力に見合った刺激は、むしろ、生きる意欲につながるものなのだ。ストレスが生きる意欲につながるか、ストレスに押しつぶされるかは、その人の適応能力如何《いかん》ということになろう。

普通、心にストレスを感じるというが、実際は、ストレス（ストレッサー）が脳内の視床下《ししょうか》部《ぶ》という領域を刺激して、自律神経中枢から下垂体《かすいたい》を経て、その影響が、神経系、内分泌系、免疫系という三つの調節機能を通じて、情報伝達物質によって身体内部や皮膚へと伝えられるのである。最近の研究では、この三つの機能は互いに関係しつつ身体を最適の状態に保とうとしているともいわれる。

神経系は、感覚的な刺激を受け、認知し、行動を起こさせる機能をもち、そのなかの自律神経系は、よく知られているように「交感神経」と「副交感神経」によって成り立つ。ストレスを受けると、このバランスが乱れ、不眠症になったりする。

内分泌系は、伝達物質であるホルモンを、血液やリンパ液によって目的地に届ける機能をもつ。ストレスによって、副腎皮質系が刺激され、アドレナリン、ノルアドレナリンというホルモンが血液中に分泌され、血圧上昇、心拍増加や血糖上昇などの変化が起こる。女性の場合、ストレスによって男性ホルモンが増加、さらに皮脂腺が刺激されて皮脂量が急に増加する。これが毛穴を詰まらせ、アクネ菌が炎症をひき起こし、ニキビや吹き出物などトラブルの原因となる。

免疫系は、第2章で述べたように、異物を排除するシステムである。ストレスを受けると、免疫系の活動が抑えられる。たとえば、ストレスによって腸のぜん動運動に異常が起き、胃酸や胃液の分泌が急激に減り、普段なら胃で殺されるはずの病原菌が腸にまで侵入することなどがあり得る。

このように、ストレス、刺激によって身体は大きく変化する。そしてこの変化は常在菌にも少なからず影響する。腸内常在菌も皮膚常在菌もバランスを崩し、有害菌が優勢になって、トラブルを引き起こすことになる。逆に、常在菌がバランスよく繁殖している場合には、多少、ストレスによって内分泌系や免疫系が乱れても、たいしたトラブルにならずにすむ場合もある。

ストレス反応が身体に出た場合、すなわち、眠れなかったり、肌が荒れたり、胃腸の調子が悪くなったりした時、ストレスだからしようがないと思いがちだ。

そして、眠れないからといってすぐに睡眠導入剤に頼り、肌荒れだからといって高価な美容液で対処し、胃腸が悪いから胃薬を飲む。こういった対症療法ではその症状を根底から治すことはできない。かえって、薬剤等の常用が結果的に常在菌を虐待したりして、慢性的な症状につながってしまうこともある。

身体に表われてくる異常は、内面からの信号である。「ちょっと今の状態は異常だよ」と、いっている。だから、表面の異常に対処したい気持ちはわかるが、根本を辿る方向に向かってほしいのだ。

大事なことは、自分がストレスを受けていることを自分で認めてあげることだ。これは、「ストレスだからしようがない」というあきらめとは異なる。「大変だね。よくやってるじゃないか」と自分を認めることだ。

もちろん、常在菌にも、「キミも大変だね。いつもありがとう」と声をかけておこう。そして、身の回りを見直し、ストレス要因をみつける。きっとストレスは一つではないはずである。会社の人間関係だけがストレスだと思い込んで、会社を辞めないかぎりストレスから解放されないと思っていても、案外、自分の生活のなかに、自分と常在菌にとってのストレスが数多く存在する。暴飲暴食、不規則な偏食、冷暖房の室内での薄着、夜更かし、運動不足など。この菌にとってのストレスについては、第6章で詳述するが、ここでは、自分の生活のなかのストレスを振り返ってみてほしい。

人は、暴飲暴食や夜更かしなども、時としてストレス解消とよぶが、常在菌の身になって考えたことがあるだろうか。ストレス解消の大義名分のもと、もっと強いストレスを自分と常在菌に与えていないだろうか。

会社の上司や同僚の首をすげ替えることは難しいが、自分の生活スタイルを変えることはできる。かわいい常在菌のためだと思えば、ストレス要因を一つずつ減らせるはずである。手塩にかけて育てた、バランスのとれた一〇〇兆個の常在菌が味方なのだと思えば、自分自身がおだやかになり、「許せん！」と思うことも減るのではないか。人間関係の悩みにも少し勇気をもって対処できるのではないか。

悪夢のような四重奏

●ストレスで不眠になり、睡眠不足が便秘をよび、肌が荒れる人。

●仕事や遊びで夜更かしをし、睡眠不足で便秘になり、肌が荒れ、それがストレスとなって気が晴れない人。

●食生活の偏りから便秘や下痢になり、どことなく身体の調子がすぐれず、質のよい睡眠がとれず、肌も荒れ、イライラしてストレスを招く人。

このように、ストレス、睡眠不足、便秘や下痢、肌荒れの四つは、互いに関係し合いながら人の身体を蝕《むしば》む。

この四つの悪循環を絶つのは難しいものだが、前述したように、まず、生活のなかで自分と常在菌にとっての外的なストレス要因を一つずつ減らしていくことが大事だ。

食生活の偏りは、特に腸内常在菌にとってもストレスである。第2章で述べたように、よいウンチは「快」であり、便秘はとても不幸なことだ。便秘とまではいかないにしても、黄褐色系のふわふわと水に浮くウンチでなく、黒っぽくて水の底に沈み、かつくさいウンチが少量しか出ない人も同様だ。それは、肌にも影響する。下痢はかえってスッキリしそうだが、これもまた腸内常在菌のバランスが崩れており、あまりいいことではない。ストレスからくる下痢のなかには、通勤途上、いつトイレに行きたくなるか、恐怖感でノイローゼになる深刻なケースもある。

表3は、各栄養素の働きと肌との関わりである。いかにたくさんの栄養素がからみ合って身体や肌の健康を保っているか、ということがわかる。

サプリメントはあくまで栄養補助として摂取すべきで、こういう栄養素は基本的には、少しずつ食品からとりたい。だが、いちいち栄養素のことを考えて義務感や強迫観念が先に立っては食事が楽しめず、かえってストレスになる。だから、第2章において、十色食を提案したのだ。十色食は、細かいことにはあまりこだわらず、楽しみながら、たくさんの種類の食品をとろうとするものだ。毎日毎食を楽しみつつ、しかし偏らずに、いろいろ食べてほしいのである。

加えて、特にヨーグルトにオリゴ糖のお弁当をもたせることで腸内常在菌のバランスを整えたいことは繰り返し述べた。もちろん、納豆をはじめ大豆製品も育菌系の食べ物だが、嫌いな人は無理することはない。あまり肉食に偏らないで、イモなど根菜類を積極的にとる方が、きれいでくさくないウンチになることだけを覚えておいて、色彩豊かな食卓を囲み、明るい話題で楽しく食べていれば、腸内常在菌のバランスは整ってくる。

くれぐれも、「快」であるはずの食事で悩まないようにしよう。食のストレスは、ただちに胃腸の不調につながり、「快便」が遠のく。便秘やくさくて黒いウンチが出るという場合、大

表3　肌と栄養素

栄養素	主な働き	肌との関わり
ビタミンA	粘膜・皮膚の働きを正常に保ち、細菌などに対する抵抗力を増進する。	不足すると皮膚の角化が異常になり、カサカサしやすくなる。ニキビ・吹き出物が化膿しやすくなる。
ビタミンB_1	イライラをしずめ、活力をもたらす精神の潤滑剤といわれている。神経系が正常に働くよう作用する。	不足するとイライラしたり、皮膚が過敏になって、かぶれが生じやすくなる。
ビタミンB_2	皮膚の粘膜の発育を助け、正常に機能するように働く。細胞の再生や脂質の代謝に大きく関わっている。	不足しがちになると皮膚や粘膜に炎症が起こり、ニキビ・吹き出物ができやすくなる。
ビタミンB_{12}	タンパク質や核酸の代謝を助け、成長を促進する。	つやが失われ、肌が荒れがちになる。
ビタミンC	ウイルスなどに対する抵抗力を高め、免疫力を高める。抗ストレス効果、日やけ予防、鉄の吸収を助ける働きなどもある。	メラニン色素生成を抑制し、シミ・ソバカスを防ぐ。コラーゲン生成に役立ち、不足すると肌につやがなくなり、外気の刺激に敏感になる。
ビタミンE	細胞の酸化や老化を防ぎ、過酸化脂質の生成を抑え、血管を強化する。	弾力線維の働きを助けて、皮膚の衰えや小ジワの予防に効果的。血液循環がよくなり、新陳代謝が促される。
鉄	血液中の酸素を細胞に運搬するなど、重要な働きをするヘモグロビンの原料。	不足すると、肌のつや、うるおいが失われがちになる。くすみの原因にもなる。
カルシウム	血液の凝固を助けたり、神経を正常にする作用がある。	不足すると、イライラし、肌荒れやニキビ・吹き出物ができることがある。肌にかゆみを生じる場合もある。
食物繊維	水溶性と不溶性がある。抗便秘作用の他、水溶性は毒性物質を吸着して体外に排泄する作用がある。	不足すると便秘しがちになり、有害な物質が体外に排泄されず、ニキビ・吹き出物もできやすくなる。

腸内では、有害菌の産出する毒素がたまっている。この毒素がガスとして体外に排出されてしまえば、オナラがくさいだけでまだいいのだが、大腸内には非常にたくさんの血管があり、毒素はこの血管を通して血液中に溶け込む。そして、結果的に、この毒素は皮膚に運ばれる。これが、吹き出物の原因となったり、体臭の原因にもなる。有害物質が肺に運ばれれば、口臭の原因ともなる。美肌も「快」も、遠のくばかりなのである。

睡眠不足でなぜ肌がボロボロになるのか

また、睡眠不足が美肌の敵であることは、多くの人が身をもって知っていることだろう。しかし、なぜ、眠らないと「肌がボロボロ」になるのか。

これも、いろいろな要因がからみ合う。主に次の三つがあげられる。

●肌の新陳代謝に必要な成長ホルモンは、午後一〇時~午前二時のあいだ、活発に分泌される。この間、深い睡眠をとっていないと、新陳代謝がスムーズに行なわれなくなり、肌の水分も保たれず、肌荒れが起こりやすい。

●睡眠不足が続くと、体力温存のため、血液が皮膚へ行き渡るのが後回しになり、皮膚の栄養分が足りなくなる。肌の機能が低下し、くすみ、肌荒れが起こりやすくなる。

●浅い眠りが続き、熟睡できていない場合、緊張状態が続くことになる。ストレスを受けた時と同じように、男性ホルモンが増加、さらに皮脂腺が刺激されて皮脂量が急激に増え、アクネ菌が活動、ニキビの原因となる。

実際は、睡眠不足に加えて各人、食事も偏ったり、緊張や興奮がおさまらない状態だったりしているわけだから、肌の機能は一気に低下する。そして、全体がくすみ、皮膚の薄い目の下にはクマが見え、おでこにはニキビができ、頬はたるんでカサカサする、などというボロボロの状態になってしまうのである。

この状態では、皮膚常在菌のバランスは崩れっぱなしである。放っておけば、味方である表皮ブドウ球菌はどんどん少なくなり、普段は無害なアクネ菌や黄色ブドウ球菌が、皮膚に悪影響を与える量まで増殖する。

荒れた肌を修復しようと、外から潤い成分であるヒアルロン酸などをつけたとする。皮膚の上で潤いは出るし、保湿効果としてはよいだろう。だが、角質の基底層や真皮の細胞の機能まで回復させるものではない。細胞を元気にするためには、バランスのよい食事と温かい飲み物をとり、十分な睡眠をとったあと、軽く動いて血行をよくすることだ。腸内も、常在菌のバランスを整え、有害菌による腐敗物質が生じてもそれを有益菌がきちんと処理して、血液中に毒素が送られないようにしたい。

普段から、腸内、皮膚の常在菌のバランスを整えておくと、バリア機能が高まり、免疫系も強くなる。そうなれば、多少のストレスには負けない胃腸と皮膚になっていく。

理想の睡眠は、夜一〇時には寝てしまうことだが、現代生活ではなかなか難しいと思う。時間はずれても、熟睡できることが一番であろう。そのためには、朝、昼、よく身体を動かし、血行をよくして汗をかいておく。やはり、ここでも常在菌の好きなことをしていれば、必然的に身体はうまくいくという結論なのである。

第5章　育菌式美容法

今までのスキンケアでは常在菌はかやの外

自然のなかで毎日いい汗をかいて過ごせたら、必然的に腸内常在菌も皮膚常在菌もバランスがよくなり、健康で、生き生きとした美しい肌を保てる。しかし、現代日本で社会生活をしていれば、毎日いい汗をかいてもいられない。疲れがたまり、肌はくすんでくる。あるいは、いろいろな刺激に敏感になって、肌になんらかのトラブルが起きる。女性はもちろん、いまや男性もスキンケアをし、エステにも出かける。

肌は一人一人違うし、また、同じ人でも、時によって、また非常に狭い「顔」というエリアのなかでも、おでこと小鼻は脂性だが、頬はカサカサ、など状態が異なる。思春期から始まって、多くの人が肌についての悩みをもつ。アトピーを含め、深刻な状態もある。

本当は、毎日楽しく暮らしていれば、多少どこかがカサカサしていようが、小鼻の毛穴がちょっと黒ずんでいようが、まったく問題はないのである。だが、当事者本人にしてみれば、わずか一平方ミリメートルに満たない部分の黒ずみであっても、何をおいても解決しなければならない大問題となる。それが解決されなければ、ご飯もおいしく食べられないし、友だちと話していてもどこか引け目を感じてうつむきがちになる人もいるらしい。

「そんなところだれも気にしないよ」、「楽しく過ごしていれば、きっと肌もきれいになるよ」

といったって無駄なのだ。本人が気になってしまえば、とことん気になる。引きこもりがちになり、運動不足が新陳代謝を阻害してさらに肌の状態を悪化させるという事態も決して珍しくない。身体に関する悩みは心の悩みにつながるデリケートなものとして、その人の側《そば》に寄り添って考えていかなければならない。

そういう視点をもって、この章では、多くの人が求める生き生きとした肌の実現を考えてみたい。

まず、ごく一般的な肌のお手入れ、いわゆるスキンケアを振り返ってみよう。スキンケアは、大きく分けると、洗顔と、その後、何かを肌につけるという二段階になろう。

洗顔は、スキンケアの基本中の基本といわれる。化粧をしていたら、夜はその化粧品をすっかり落とす。まず、油性のクレンジングクリーム、クレンジングオイルなどを使って落とし、そこからまた、洗顔せっけん、洗顔フォーム、などを使って洗う。どちらか一段階のみの人もいるが、化粧をしている女性の多くはこの二段階の洗顔を常識とし、さらに、あとの段階の洗顔を二回繰り返す人もいるようだ。

とにかく毛穴に入った汚れも落とさなきゃと、ブラシまで使って洗う人もいる。肌をこすることはよくないといわれるようになり、せっけんなどはよくよく泡立て、それが面倒な人は最初から泡になって出てくる洗顔フォームを使って、なるべくやさしく肌を包むように洗うのが現在主流のようだ。それでも、この洗う段階で、「あなた、そんなに汚れているんですか」と聞きたくなるほど、どうも洗い過ぎているようにしか思えない。

洗えばさっぱりするのは確かだが、さっぱりし過ぎて潤いがなくなる。多くの人が、洗いっぱなしではカサカサしたり、肌がつっぱるから、洗顔後すぐにスキンケア第二段階に突入する。普通、化粧水を使って水分を補給し、乳液やクリームで油膜をつくり、内側からの水分の蒸発を防ぎ、保水力を高める。さらに、美容液をぬる人もいる。細胞同士にできたすき間を埋め、細胞間物質をつくることで、いわゆる肌のハリを取り戻すというものや美白成分を含むものが多いようだ。

だいたいここまでが毎日のスキンケアであり、さらにマッサージもさかんだ。毛穴の汚れをとり、皮膚のたるみをなくすという目的が主のようだ。前者は皮膚そのものに働きかける作用であるが、後者は、皮膚というよりも、皮膚の下の筋肉に刺激を与え、血行をよくするためのものといった方がよいだろう。

他にもスキンケアにはパックなどさまざまなテクニックがあろうが、こうやってみてくると、すべて、皮膚に対して、外からなんらかの化学的物質や物理的刺激を与えることによって、皮膚の細胞そのものへのよい影響をもたらそうとすることばかりである。

ここで、微生物を研究する私としては、「何か忘れているものがありませんか」といいたい。

そう、常在菌の存在である。洗って、こすって、ぬって、筋肉を鍛える。つまり、今までのスキンケアでは、皮膚常在菌は無視されていた。

育菌的発想で、スキンケア時の問題点を再考してみよう。

汚れの定義とは？

「とにかく汚れを落とすことが一番大事なの」と、皆がいう。だが、果して「汚れ」だけを落としているといえるのか。それが問題なのである。顔のどこがどのくらい汚れているのか、自分で判断できているのだろうか。そもそも、何をもって「汚れ」とよぶのか。「汚れの定義」はあるのだろうか。

口紅を例にとって、「汚れの定義」を探ってみよう。まず、唇についた口紅は、「化粧」である。ところが、この同じ口紅が、着替えの時にセーターについてしまったり、あるいは満員電車やその他諸々の事情によって、男性のワイシャツのエリや背中についたとしたら、これは、落とさなければならない「汚れ」として扱われる。

また、仕事中やデート中、「化粧」として女性の唇の上に存在していた口紅は、女性が家に帰った途端、クレンジングクリームやオイルで熱心に落とされる運命にある。つまり同じ箇所に存在するにもかかわらず、時と場合によって、大事にされたり「汚れ」として扱われたりする。この違いはなんなのだ。

私は、その落差は、「目的」の有無にあると考える。「化ける、粧う」という目的をもって唇上に存在していると、口紅は「化粧品」とみなされる。だが、家に帰って、もう化ける必要がなくなれば、同じ口紅も目的を失い、落とされる。ワイシャツ上の口紅も、なんらかの目的があって故意につけられた可能性がなきにしもあらずだが、多くの場合、そこに目的はない。だから急いで落とされる。

「目的を失ったもの」が「汚れ」ということになる。

どんなものでもそうである。朝食後、ゆで卵の殻がほっぺたにくっついていれば、躊躇《ちゅうちょ》なくとる。自分で気がつかなかったら、親切なだれかがとってくれるだろう。だが、きれいに色をぬって細かく砕かれた卵の殻に接着剤をつけ、富士山などの形をとってびっしりと貼られたものが額縁のなかにあれば、それは「画材の一種」という目的をもってこの世に存在するものとなる。それを、「こんなところに卵の殻がくっついているからとってあげよう」と、親切にはがせば、それは破壊行為で作者に訴えられるだろう。

排気ガスなどによる大気の汚れや土ボコリだって、最初から「汚れ」として存在しているわけではない。もともとはなんらかの目的をもって存在していた。車を走らせる目的で存在していたガソリン、工場で製品をつくる際に必要な物質が、用が済んで目的のない余計なものとして大気中に浮遊し、それが顔につけば「汚れ」なのである。

だから、「汚れ」を落とすための洗顔とは、「顔の皮膚上に乗っている目的を失ったもの」を除去することだ。ところが、しっかりターゲットを絞っていないでむやみやたらに洗うから、「目的をもって顔の皮膚上に乗っている」常在菌や、はがれ落ちる準備のできていない角質細胞まで落としてしまう。これは、先ほどの卵の殻でつくる絵画を無理矢理はがしているのと同じである。菌虐待行為、育菌阻害で訴えられても仕方がない。

ニキビ、ブツブツ肌はどうするか

また、洗顔する際、皮脂が出過ぎて脂っぽく、ニキビやブツブツができやすいからといって、熱心に洗顔する人も多いだろう。それも、肌が脂性だから、強い洗浄力のものの方がいいと思う人も多いのではないか。

育菌的には、皮脂が出ないより出た方がいい。皮脂の成分がバリア機能ともなり、表皮ブドウ球菌も繁殖しやすい環境になる。保湿効果もある、いわば天然クリームである。

だが、ストレスなどが原因で皮脂が多過ぎる場合がある。第4章で述べたように、ストレスを受けると、男性ホルモンの分泌が高まり、皮脂が過剰に分泌されるのである。過剰になった皮脂は、毛穴を詰まらせる原因となり、角質層の生まれ代わりが乱れる。また、皮膚常在菌であるアクネ菌が増殖し、詰まった毛穴のなかで炎症を起こす。

さらにこの時、活性酸素も一緒に出てきてしまい、皮膚が攻撃され、凹んだり盛り上がったりしてしまう。これが、一般的にニキビ痕とよばれるものだ。活性酸素は、よく知られるように老化の原因ともよばれるもので、皮膚に炎症を起こし、小さなブツブツを絶えずつくるということになってしまう。

だったら、やはり、皮脂とアクネ菌退治のために洗わなくちゃ、と思う人が多いと思うが、ちょっと待っていただきたい。思い出してほしい。ある程度の年を重ねた人間の場合、皮脂の出過ぎはストレスなどによるホルモン分泌の乱れなのだ。だから、根っからの脂性肌というわけではない。日本人の場合、多くの人が、実はもともと乾燥肌の場合が多いのである。乾燥して敏感になった肌が、さらに外界の刺激から守ろうと皮脂を過剰に出す。洗浄力の強い洗顔料で洗う。さらに皮脂が落ちる、皮脂が過剰に分泌される、という悪循環が始まってしまうのである。

この悪循環を断ち切るには、繰り返すがストレス要因となるものを一つずつ減らし、十分な睡眠とバランスのとれた食事をとることから始めよう。アクネ菌が増えやすい肉食を減らすことも効果があるかもしれない。そうやって、ホルモン分泌の機能を落ち着かせるのが、なにより先決だ。

洗顔料は、低刺激の成分で構成されている、いわゆる「敏感肌用」のものなどに切り替えた方がよい。また、皮脂が出るたびに洗うのではなく、あぶらとり紙などで脂浮きを押さえるようにして、洗い過ぎや、こすり過ぎを避けるようにしよう。洗い方は、第4章で示したように、同じところばかり熱心に洗っていたのでは、洗い残しが意外に多い。自分が、どのようにどんな汚れを落としているのか、一度チェックしてみる必要がある。

そして、洗顔後は十分に化粧水と乳液などで保湿しておくことである。肌が無防備な状態で乾燥してしまうと、皮脂はさらに分泌されるので、要注意である。

厚ぬり、洗い過ぎは育菌阻害

皮脂の出過ぎや、ファンデーションなど化粧品の洗い残しによる毛穴の詰まりが心配で、つい洗い過ぎる人も多いと思う。皮脂や汗が常時出ていて、何もフタになるものがなければ、詰まることはないが、どうしても他の物質が詰まり、炎症を起こしてトラブルになる。だから洗顔のし過ぎになってしまう。

育菌の立場からいえば、まず、化粧をしない日を週に一回はつくること、その日は洗浄力の弱いせっけんでやさしく洗顔すること、そしてたくさん汗をかく日を週一回もつこと、この三つで毛穴の自浄作用をなくさないようにし、普段の洗顔ではくれぐれもこすり過ぎないことをおすすめする。

多くの人が「ムラと凸凹のない白い肌」を求め続けている。ちょっとでもシミがあったり、吹き出物ができると、それが見えなくなるよう、余計にファンデーションやコンシーラーなどを使ってカバーしようとする。その結果、トラブルのある場所ほど厚ぬりになる。それを落とすのに、また洗顔も余計にする。これでは目的をもって存在している常在菌はやられっぱなしで、皮膚自体がもつ力はどんどん弱くなるという悪循環に陥る。

非常に難しい問題だとは思うが、シミ、吹き出物などがあればこそ、あまり厚ぬりはしない方がいい。何度もいうが、運動をして腸内常在菌を元気にして新陳代謝をよくし、十分な睡眠をとって皮膚のターンオーバーの乱れを改善し、ビフィズス菌とオリゴ糖で腸内常在菌を育菌する。腸内常在菌のバランスが崩れると、たちまち有害菌の毒素が肌に運ばれる。反対にビフィズス菌が元気なら、ビタミンB群や葉酸が肌の細胞を元気にしてくれる。その上で、皮膚常在菌を虐待しないよう、身体を冷やさない、乾燥させない、紫外線をさけるという努力をする。そうしているうちに、ターンオーバーも順調になり、適量の皮脂や汗が皮膚のバリアとなって、やがて肌のトラブルは改善に向かうはずだ。

勘違いしないでほしいのだが、まったく化粧をするなといっているのではない。美しくありたいという気持ちは大切であり、第1章でも見たように、古今東西、老若男女をとわず、化粧は行なわれてきた。現在、化粧には、癒し効果やアルツハイマー改善効果まで認められている。気に入った香りのなか、鏡に向かって自分の肌を自分の手で触ることが、リラックスにつながり、それがまた身体や肌の調子をよくすることにもつながる。思う存分、きれいになってほしい。

ただ、そこで、皮膚常在菌の立場というものも考えてほしいのである。長いあいだ、人間と共存共栄してきた常在菌を無視すれば、せっかくきれいになろうとするメークアップも楽しめないような素肌の状態になってしまう。

肌のトラブルは、皮膚常在菌のバランスが崩れ、有害な菌が増殖したり、普段は問題のない菌によって炎症を起こした時に起こる。バランスが崩れる原因は、ストレスなど多々あるが、一つには肌をきれいにしようと思うあまり、肌に関心が集中し、かまい過ぎ、つい洗い過ぎたりこすり過ぎたりしてしまうことにもある。そうなると、皮脂が不足したり過剰になったりしてますます肌の調子はおかしくなる。

世の中には、すでにバランスが崩れ、いろいろな刺激に過剰に反応する、いわゆる敏感肌になってしまって深刻に悩んでいる人は多い。その人たちに、化粧を薄めにしていい汗をかけというだけでは酷である。目の前の問題は、そういう皮膚で増殖中の黄色ブドウ球菌をどうするか、その対策はありやなしや、という点であろう。

これからのスキンケアは育菌系スキンケア

第3章で、黄色ブドウ球菌について述べた。洗い過ぎが原因で増殖するのは、多くの場合、この黄色ブドウ球菌である。

この菌は、環境のなかにごく普通に存在する。たとえば、公共施設やホテルのスリッパや、テレビのリモコンなどにも多い。多くの人の頭の地肌をはじめ、皮膚にもいることがある。そんなにいても、普通はなんともない。健康な皮膚は表皮ブドウ球菌が育っていて、黄色ブドウ球菌がちらほらいたとしても、増殖するすきがなく、皮膚にとって特に不都合なことは起きないのである。だが、洗い過ぎなどで表皮ブドウ球菌が少なくなり、皮膚の弱酸性が保たれなくなると、急激に黄色ブドウ球菌の天下となる。そうなると、かゆみが起こったりさまざまなトラブルが始まる。

敏感肌などのトラブル抑制のためには、黄色ブドウ球菌をいかに除去するかが大切だ。だが、黄色ブドウ球菌を殺そうとして消毒薬や抗生物質を使うと、皮膚を守ってくれる表皮ブドウ球菌まで死んでしまう。皮膚は自然のバリアが失われた無防備な状態となる。そこで、薬を使い続けないと、黄色ブドウ球菌が復活する。それだけではない。薬を使い続けるとだんだん薬が効かなくなってしまう。この菌は、非常に手強いのである。

また、先述したように、ある条件のもとで黄色ブドウ球菌が増殖すると、増殖した菌は自分たちを守るテントのようなもの（バイオフィルム）を形成してしまう。このバイオフィルムがやっかいなのは、消毒薬や抗生物質が跳ね返されて、フィルムの内部に隠れて繁殖している菌体に成分が届かないことであった。

皮膚の健康を考えると、このバイオフィルムを突き破って、消毒薬が届いて殺菌でき、なおかつ、皮膚の健康維持に大切な表皮ブドウ球菌にダメージは与えず、できれば活性を促すような成分が求められるところだ。

敏感肌とよばれる人たちにとっては、なんとか黄色ブドウ球菌が増えないようなスキンケア方法が望まれる。いい汗をかいて皮膚常在菌が元気に育つような状態が、刺激の多い現代生活でも実現できないものか。

従来のスキンケアの常識である皮膚への働きかけとは発想を変え、皮膚常在菌のなかの表皮ブドウ球菌を育てるスキンケア方法が、研究され始めている。菌好きの私としては、うれしいかぎり。ここでは仮に「育菌系（育菌式）スキンケア」とよんでおこう。

最近の研究成果をあげてみよう。

ある化粧品会社では、グルコオリゴ糖に注目した。これは、サトウキビに多く見られる天然の糖であるスクロースやマルトースから得られる成分で、皮膚に黄色ブドウ球菌が付着するのを妨げる効果が期待できるという。しかも、抗生物質のように、表皮ブドウ球菌まで殺してしまうのでなく、黄色ブドウ球菌にだけターゲットを絞れる成分である。

肌が弱酸性であれば、表皮ブドウ球菌が育つが、アルカリ性に傾くとバリア機能が下がり、黄色ブドウ球菌が増殖しやすくなる。グルコオリゴ糖を配合した化粧品で、弱酸性を保とうというものである。

また、ガムなどでなじみ深いキシリトールを化粧品に活かすことも考えられている。まず、キシリトールについて、誤解が生じやすいので、ここで説明しておく。ガムにキシリトールが入っている場合、キシリトール自体に虫歯を抑える力はない。キシリトールは、糖の一種で、特に唾液の分泌を促す成分である。そして、唾液に殺菌力があるため、虫歯をつくるミュータンス菌の増殖が抑えられるのである。

つまり、このキシリトールは、菌を殺すわけではない。逆に、キシリトールは、表皮ブドウ球菌に利用される。わかりやすくいえば、表皮ブドウ球菌は、キシリトールをエサとして食べるのである。ところが、黄色ブドウ球菌の方は、なぜか、このキシリトールをエサとして利用しない。

ということは、キシリトールがあれば、表皮ブドウ球菌が元気に育って、結果として黄色ブドウ球菌を圧倒できるではないか。それはよさそうだ。しかし、これだけでは、バイオフィルムまで形成して生き延びる黄色ブドウ球菌対策としては、やや弱い。

バイオフィルムを破壊するような成分はないものか。

あったのである。その名をファルネソールという。アロマオイルや香料にも使われる植物由来成分であり、菌の増殖を抑えることは、ヨーロッパでは古くから経験的に知られている。このファルネソールをキシリトールと一緒に使うと、バイオフィルムを少しずつ溶解して、黄色ブドウ球菌をやっつけることがわかってきた。

菌の攻防

ここに、おもしろい実験データがある。

試験管に、表皮ブドウ球菌と黄色ブドウ球菌を5対5で混入した菌液をつくる。この菌液を三本の試験管に分けて、1〜3のようにする。

1　菌液をそのままの状態に置く
2　キシリトール（X）を混入する
3　ファルネソール（F）を混入する

一定時間後の菌の姿は次のようになる。

1　黄色ブドウ球菌が95％を占め、表皮ブドウ球菌は黄色ブドウ球菌に圧倒される
2　表皮ブドウ球菌が68％になり、黄色ブドウ球菌を制御している
3　表皮ブドウ球菌が91％になり、黄色ブドウ球菌は9％になった

そこで、さらに次のようなものをつくってみる。

4　ファルネソール（F）とキシリトール（X）を同時に混入する

一定時間後の結果は
4　表皮ブドウ球菌が99・5％を占め、黄色ブドウ球菌は0・5％と圧倒された

この実験は、いわば表皮ブドウ球菌と黄色ブドウ球菌との一騎討ちである。普通の肌で、この二つの菌がきれいに半分ずついるという状態はないのだが、とりあえず、同じ勢力をおいてみる。そうすると、何もしなければ、圧倒的に黄色ブドウ球菌の勝ちである。表皮ブドウ球菌が同じ数だけいたのに、ほぼ全滅に近い。

ところが、キシリトールという応援団を連れてくると、表皮ブドウ球菌は互角以上に戦える。そして、ファルネソールの応援団とはもっと相性がいい。

図9　ファルネソール（F）とキシリトール（X）の黄色ブドウ球菌に対する選択的増殖抑制効果

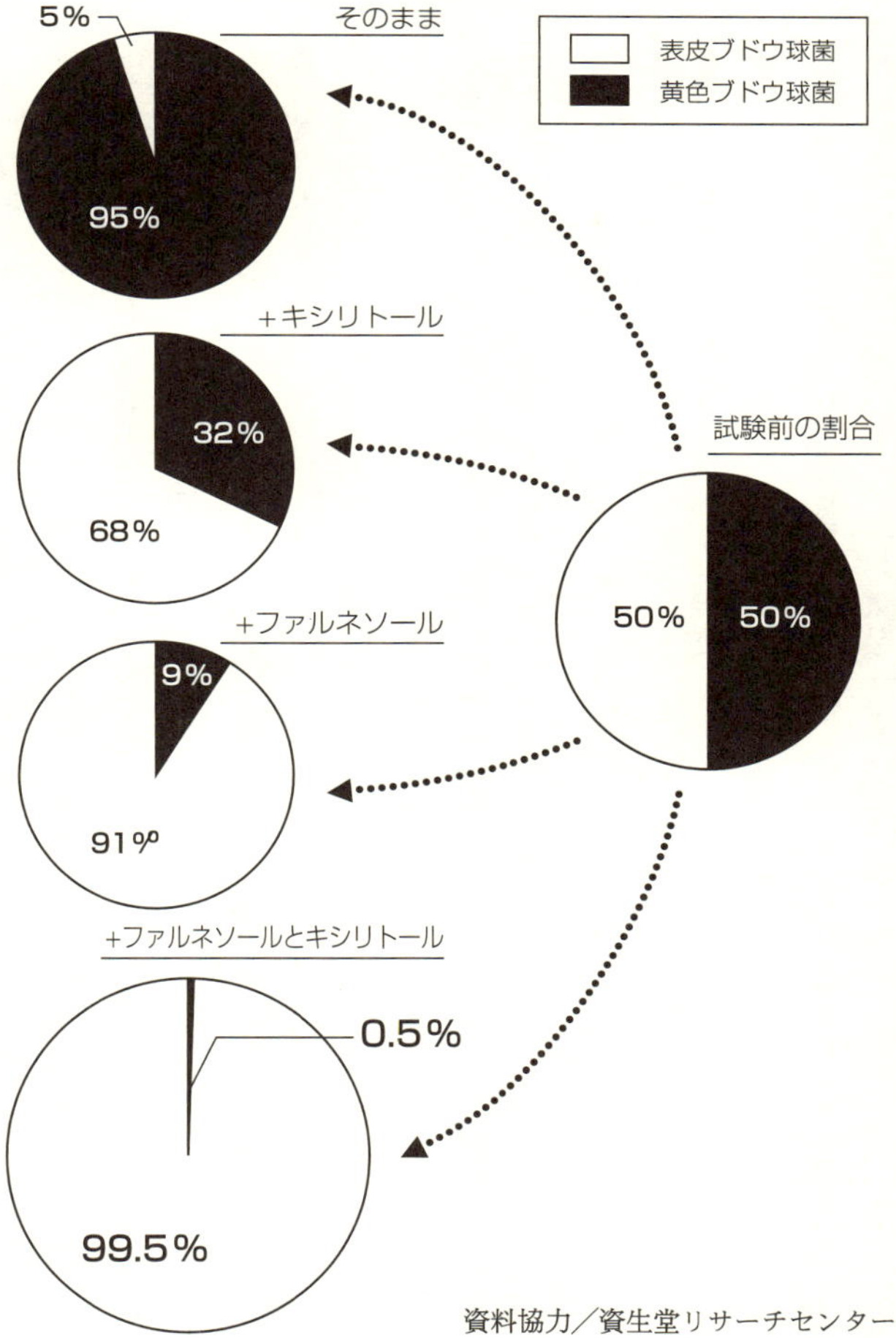

資料協力／資生堂リサーチセンター

さらに、キシリトール、ファルネソール連合応援団が加勢すれば、あの圧倒的に強かった黄色ブドウ球菌をついに圧倒し、そして、表皮ブドウ球菌自身は元気そのものなのだ。

今まで、消毒薬や抗生物質を使うと、黄色ブドウ球菌は死滅させるけれども、元気で活躍してほしい表皮ブドウ球菌まで死滅させてしまった。あるいは、黄色ブドウ球菌がバイオフィルムを形成してしまい、黄色ブドウ球菌はそのなかで生き残り、表皮ブドウ球菌が死滅するという皮肉な結果ももたらされた。

だが、ファルネソールとキシリトールを同時に混入することで、育ってほしい表皮ブドウ球菌が保たれたのである。これが、もし皮膚上で実現されれば、まさに健康な皮膚の状態になる。こうした皮膚常在菌を活かすものが、化粧品の分野で登場することは、肌荒れに悩む人にとって、朗報だろう。

ゼロレベルをつくる

ただ、いくら育菌系スキンケアの製品が開発されても、生き生きとした肌を保つには、使う本人の自覚次第である。食生活はめちゃくちゃ、睡眠時間も不規則、運動はまったくせず、たばこもアルコールも好き放題という状態で、きれいになろうというのは甘い。育児と同様、育菌も手抜きはだめ。皮膚常在菌だって、やる気をなくしてぐれるのだ。

身体とは、全体がつながっている一つの宇宙であるから、どこかで不具合が生じれば、全体の調子が落ちてくる。

何度も繰り返して恐縮だが、やはり、上手な育菌のためには、いろいろなものを食べて、できるだけ歩いたり階段を使ったり、生活のなかでマメに動くようにし、夜はぐっすり眠り、自分の細胞を活性化させることだ。そして、身体を冷やさないようにする。そうすれば、腸内常在菌のバランスがとれ、血行もよくなり、新陳代謝が進む。必然的に汗腺や皮脂腺も目詰まりを起こさないようになる。皮膚常在菌が育ちやすい状態が確保される。その後に、はじめて皮膚の上からの手入れがあるのだ。

赤ちゃんから一〇代までの肌は、本来何もしなくてもつやつや輝いている。朝晩、水でバシャバシャ顔を洗い、外から帰ってきたら手を洗う。汗をかいたらシャワーで流すなり風呂に入る。それだけで、ぷるんぷるんと水を弾く肌なのだ。

水を弾くということは、皮脂に含まれる成分がきちんと働いている証拠であり、この成分は皮膚内部の水分の蒸発も防いでいる。いわゆるみずみずしくハリのある肌の状態でもある。皮脂が適量だから、表皮ブドウ球菌も育ち、皮膚は弱酸性に保たれ、皮膚上に病原菌などが付着したとしてもその増殖や侵入が防げる。いわゆる健康な肌状態なのである。

残念ながら、女性の場合は二〇代から皮脂の出が次第に衰えてくる。四〇代を過ぎるとかなりの衰えだ。放っておけば、皮膚はカサカサする。あるいは乾燥し過ぎるために部分的に皮脂がかえって異常に多く分泌され、ブツブツができたりする。白い粉がふいたようなトラブルが起きることもある。

こうしたトラブルは、多くの場合、乾燥を防ぐことで解決される。具体的には、化粧水、乳液などの基礎化粧品を使って、日常的に十分保湿することだ。

ところが、そういう基礎的な手入れを飛び越えて、厚化粧に走る人がいる。シミやブツブツがあっても、それを上から埋めてしまえば確かに外見は整うかもしれない。しかし、その厚化粧を落とすために、こすり過ぎや洗い過ぎにもなり、ますます皮脂も表皮ブドウ球菌も少なくなる。肌の元気はさらに失われる、という悪循環が始まるだろう。その悪循環を自分で納得しているならいいのだが、毎朝毎晩、鏡の前でため息をつき、なんとかしたいとストレスを抱えたり、かゆみなど深刻なトラブルに発展するとしたら困ったことだ。

また、厚ぬりの化粧ではなくても、美白、シワ取り、シミ対策など、要求はさまざまある。究極の美をめざすのはすばらしいことなのだが、その場合も、日常の基礎的な洗顔や保湿をないがしろにしたまま、一足飛びに「いざ、シワ取り！」と張り切ってしまう人もいるようなのだ。どうも、美しい肌をめざしながら、多くの人が混乱しているらしい。

そこで、肌の手入れにあたって、私は次の三つの段階を意識することをおすすめする。

●マイナスレベル……皮脂や汗が不足しがち、あるいは多すぎて、皮膚常在菌のバランスが崩れている状態。具体的には、皮膚がカサカサしたり、ニキビや吹き出物ができている。

●ゼロレベル……皮脂や汗がほどよい量で、表皮ブドウ球菌が適量繁殖して皮膚常在菌のバランスが保たれている状態。具体的には、肌トラブルがなく、つやつやしっとりしている。いわゆる基礎化粧がきちんとなされ、保湿も十分できてキメが整っている状態。

●プラスレベル……ゼロレベルの健康な肌状態の上に、「美粧」としてメークアップを施す段階。あるいは、美白など個人の美容目的を達成しようとする段階。

マイナスレベルの肌は、一旦ゼロレベルに戻した上で、肌がプラスレベルを受け入れられる素地をつくってあげるべきなのだ。マイナスからいきなりプラスのケアをするのは、砂上に楼《ろう》閣《かく》を築こうとするようなものといえるだろう。

いかにゼロレベルを保つか。自分のゼロレベルはどうすれば保てるのか。皮膚のクセや食生活、睡眠について十分振り返り、自分の肌に関する注意点を把握してほしい。環境の悪化で日常的に強い紫外線を浴びたり、ほこりっぽいオフィスできつめの冷暖房にあたり続けたり、皮膚はさまざまな外界の刺激にさらされる。家に帰った途端、やれやれと楽な服装で寝転がれば、あなたはくつろいでいるかもしれないが、皮膚は全然くつろいでいない。常在菌の悲鳴に気付いてやってほしい。

常在菌の面倒をちゃんと見てやり、日常の基礎化粧段階を大事にして保湿を心がけていれば、あなたの皮膚はゼロレベルを保ちやすくなるはずだ。マイナスに陥りやすい皮膚をゼロレベルにキープする「菌による肌環境整備」を、美容の基本にしていただきたいと思う。

昨今、年齢的に早くからメークアップをするようになっている。かつて、渋谷を中心に「ヤマンバ」と呼ばれるおぞましい群れが増殖していたが、ああいう化粧を一〇代からしていれば、肌の衰えは早いだろう。せっかく一生で一番皮脂が出ている時に、なんともったいないことか。彼女たちも、さびしい心を持った根はカワイイやつだったのだと思うが、なんとか人に注目されたくてああなったのか。さびしい時こそ自分の常在菌をかわいがれば、心も満たされるのだが。

ヤマンバほどではないにしても、基礎化粧についての知識や常在菌についての知識をもたないまま、皮膚が慢性的なマイナスレベルに陥ってしまう女性が多いのではないかと心配だ。「私は敏感肌だから」という女性が増えているというが、それはもともと敏感なのではなく、「菌による肌環境整備」を怠っているためにゼロレベルが保てず、トラブルが頻発している場合が多いのではないだろうか。

ゼロレベルの保ち方がうまい人は、当然のことながら化粧のノリもいい。プラスレベルも自由自在となる。いろいろな表情をつくって楽しめる。それが気持ちを華やかにし、身も心もより美しくなるだろう。育菌は、美容上級者には欠かせない考え方なのである。

腸内もゼロレベルを保つ

このゼロレベルの考え方は、腸内常在菌に関しても同じである。腸内常在菌がバランスのとれた状態にするためには、ヨーグルトとオリゴ糖などが役に立つ。これは育菌系の食べ物ということになろうか。しかし、やはり、暴飲暴食を避け、バランスのよい食事をし、適当な運動をし、十分な睡眠をとらなければ、せっかくのヨーグルトもうまく働かないだろう。

さらに、無理な生活、偏った食事を、サプリメントで補おうというのが最近の流行であるが、これも、サプリメントに任せきりではどうにもならない。

サプリメントを全面否定はしない。本当に足りないものを適量補うならいい。また、お年寄りなど、食が細くなった人が、食べ物から十分な栄養素がとれないなどの場合、骨粗鬆症《こつそしょうしょう》予防にカルシウムやビタミンD、グルコサミンなどを補給するのはいいと思う。だが、基本的には、多くの微量元素は、やはり、食べ物に入った状態でとり、体内で分解され吸収されることが望ましい。それでこそ、腸内常在菌の働きがいもある。

ところが、食欲も旺盛な人たちが、自分は何がどのくらい足りないのかきちんと認識しないまま、なんとなくよさそうというような感覚でサプリメントをとるのは、あまり好ましいことではない。

第一、サプリメントは高濃度である。ビタミンとか亜鉛とかマグネシウム、鉄分がまとまって入ってくる。このサプリメントシャワーを浴びて、腸内常在菌は「なんなんだ、これは」と、驚きとまどっているのではないかと、私は心配するのだ。

アメリカなどは、食生活のバラエティーに乏しい人が多く、缶詰め、瓶詰め、加工食品に頼りがちである。そうなると、カロリーは足りても、栄養素が足りない。海藻を食べないからヨード不足などは当たり前のようだ。そういう食生活からサプリメントの流行が始まった。

一方、二〇世紀の終り頃からヨーロッパのスペイン、イタリア、フランスから始まったスローフード見直しの傾向は、人に安心をもたらしているし、腸内常在菌も安心する。ファストフード全盛のアメリカにおいても、スローフードに関心をもつ人はじわじわ増えているという。スローフードは、素材を大切にし、調味料や発酵食品にこだわりをもつ。人にもやさしいが、腸内常在菌にとってもやさしい食べ物なのだ。つまり、人と菌との共存共栄関係を活かしてきたものが、伝統的な料理法として存在しているのだろう。

調理の大切さ、楽しさを感じつつ、食べ過ぎに注意して、腸内もゼロレベルに保ち、生き生きとした肌につなげていただきたい。

男性の肌の手入れ

男性の皮膚は、女性と違って、四〇代、五〇代になっても皮脂の分泌の盛んな人が多い。中年男性が脂ぎっているのはそのせいだ。思春期にはそのバランスが崩れて、大量のニキビで悩まされる人も多い。昔は、それも成長過程の証として放っておいた。だが、最近の若い男性は、トラブル肌はいやなのだ。化粧をする人もいる。基礎化粧品やあぶらとり紙でテカリを押さえるのは、営業職などの場合、なかば常識化しているとも聞く。皮脂の出がよいというのは、利点の一つなのであるから、あまり過剰なことをしない方がよい場合が多い。

やはり、自分のゼロレベルを早くみつけ、こすり過ぎ、洗い過ぎでマイナスになったり、余計なものをつけないように心がけるといいだろう。

成人男性で見受けられる肌のトラブルは、主にカミソリまけである。ヒゲを剃ったあとがカサカサになったり、傷ができて化膿したりする。これは、やはり黄色ブドウ球菌など菌の仕業《しわざ》である。

ヒゲ剃り後にローションをつける人が多いと思うが、その時ピリピリする感じがあると思う。カミソリで皮膚を剃ると、ヒゲだけでなく、どうしても表皮が傷つけられ、角質細胞がはがれることがある。この無防備状態のところに、なんらかの菌が入って、カミソリまけを起こす。これを防ぐために殺菌系のローションで手入れするのである。この後の段階として、育菌系のヒゲ剃り後お手入れローションが欲しいところである。

また、男性も日焼け止めクリームを使うようになった。日焼けサロンに行ってまで、浅黒い肌を手に入れようとする人もいる反面、あまり焼きたくないという人も増えているようだ。

しかし、よく聞いてみると、中年男性の場合、この不景気に、ゴルフ焼けでお得意さまに顔を見せるのは失礼にあたる。だから、たまのゴルフでは日焼けしないように気をつかって、日焼け止めクリームをべったりぬってからコースに出るのだという。これは、紫外線から皮膚や皮膚常在菌を守る美容のための日焼け止めではなく、「社会的日焼け止め」ということになろう。

社会的日焼け止めも、うまく世の中を渡るには大切だ。だが、やはり、あまり刺激の強いクリームのぬり過ぎは弊害もある。社会と常在菌、両方に折り合いをつけるには、ゴルフのし過ぎは控えるに越したことはない。

第6章　ストレスと癒し

抗菌グッズって結局なんなの

「癒し」という言葉がさかんに使われるようになったのは、七〜八年前からか。若い女性たちは、ずるっとうつ伏せになった垂れ目のパンダのキャラクターに癒されたり、波の音のCDをかけながら、泥パックのエステで癒されたり、アロマテラピーで癒されたりしている。男女を問わず、犬、猫、熱帯魚、亀、ミジンコなどを飼って癒される人もいる。包容力のありそうなやさしい目と大きめのオッパイをもつ女性たちのグラビアに癒される人もいる。

それ以前からストレスという言葉もさかんに使われ、人々はストレス解消のために旅行に出かけたり、スポーツジムに通ったり、カラオケで声をからしたりしていた。そうした元気なストレス解消法は、現在でも人気があり、阪神タイガースの応援で声を限りに叫び「すっとした！」という快感を得る人も多い。だが、すっとした後に、祭りの後の寂しさ、もの足りなさを感じる。そして、母の胎内にいるような究極の安心感に抱かれたいという潜在的な願いがあったところに、アルファ波や「1／fゆらぎ」などの研究が進み、一気に「癒し」ブームとなったのだろう。

自分が好きなことをしている時や睡眠時、いわゆる「快」を感じると、アルファ波が出やすい状態になり、何かに集中したり、本当にリラックスした時にアルファ波が増す。「不快」を感じたり、意識が緊張しているとアルファ波は減少する。

「快」の状態の時には、アルファ波のゆらぎが不規則な状態、1／fに近づくし、また、一方で1／fゆらぎをもつもの、さざ波、小川のせせらぎ、心臓の鼓動の音などを感じると、アルファ波が増加する。そして、「快」の連結状態が続くと、人は安心し、癒された実感をもつ。

身の回りを気持ちよく快適にし、「不快」を感じるものを遠ざけようとして、さまざまな製品が出回る。「癒し」ブームは、人がいかに「安心」を求めているかを表わすものでもある。

そこで、多くの製品に「安心」という言葉が使われ出した。

そして、その安心にからめて、抗菌という言葉も目立つようになってきた。不快な菌から身を守って安心を得ようということだろうか。「この製品は抗菌仕様なので安心です」と謳われるのである。

二〇年ほど前に抗菌靴下が登場して以来、布団、下着、タオル、ボールペン、便座、子どものおもちゃ、歯ブラシ、キッチン用品など、数えきれないものが抗菌仕様となっている。これらの抗菌グッズは、本当に私たちを快適にして、安心させてくれるものなのだろうか。

この抗菌という言葉は曲者《くせもの》である。抗菌シャツを着る前と着た後で、菌はどう違ってくるのか、レベルがはっきりしないまま使用されている。なんとなく菌がいなくなってニオイが抑えられ、さわやかでいられそうだという雰囲気で、皆買っている。気にとめずに「それしか売ってないから」買ってしまったという人もいる。何もかも抗菌仕様だ。それにしては、抗菌のキッチン用品がこんなに出回っていても、相変わらず食中毒はなくならない。

抗菌グッズがインチキなのかというとそうではない。抗菌グッズのほとんどが、ちゃんと抗菌物質を使ってつくられる。抗菌物質の多くは銀や銅である。金属イオンと菌がくっつくと、菌は死んでしまうという理屈を利用している。一般に汚いと思われているお金のコインが、案外きれいなのは、この金属イオンのおかげだ。

一番最初に出てきた抗菌靴下は、繊維に極細の銅線を巻いたものを使っていた。今ある製品の多くは、素材である繊維やプラスチックに銀や銅を織り込んでいる。表面に出ている金属イオンに菌がくっついて死ぬという仕組みだ。繊

＊「抗菌」関連の用語について

滅菌：対象物に存在するすべての微生物を殺滅するか、除去すること
殺菌：単に微生物を殺すこと
消毒：人に悪い影響を与えないレベルに微生物の数を減少させたり、特定の微生物を殺し感染を防止すること
静菌：微生物の増殖を阻害あるいは阻止すること
制菌：微生物を特定して増殖を阻害あるいは抑制すること
除菌：対象物から微生物を除去することで、滅菌・消毒のような除去レベルは不明
抗菌：除菌と同様、除去レベルは不明で、殺菌・滅菌・消毒・静菌・除菌などの意が含まれて使われる
・滅菌と消毒は日本薬局方の滅菌消毒法で定められている

維の場合、無機でなく有機の化学物質を使い、洗剤にも耐えられ長期の効果が可能だというものも多い。その技術はすばらしい。理論にも間違いはない。

だが、効能について問題が二つある。菌が金属イオンと結びついて死ぬまでには時間がかかること。そして金属イオンに油分や水分がつくとイオンは働かなくなることだ。

汗をいっぱいかいた時、抗菌靴下はどうなるのか。その効果を一〇〇パーセント期待するならば、一日五足ほど用意してちょっと蒸れたら履き替えた方がいいという笑い話のようなことになる。

ボールペンもそうだ。金属イオンにきちんと働いてもらうには、ボールペンに触る前にはよく手を洗い、使った後キュッキュッと磨いた方がいい。普通のボールペンだって、こうすれば十分きれいだろうに。

そして、抗菌キッチン用品を使っても、使う人が食中毒に対する知識をもっていないと、とんでもないことが起こる。「抗菌まな板だから、豚肉を切ったあと、その上でトマトを切っても問題ないんですよね」、などという信じられない質問が寄せられるのだ。

また、抗菌ふきんだからといって、手間を惜しんでちゃんと洗わず、完全に乾燥させなかったらどうなるのか。そこのところをメーカー側はきちんと説明しない場合が多い。メーカー側からすれば、洗って干すのは常識だろうと思っているが、「抗菌だから大丈夫」という間違った安心感が、衛生の基本を揺るがし、昔より不衛生になることもあり得る。

ちゃんと洗って完全に乾燥させてこそ、抗菌効果が一〇〇パーセント発揮されることなどを、もっと一般にきちんと伝えた方がいい。家族のなかで親から子、孫へと暮らしの一般常識がきちんと伝えられる仕組みがない現在、メーカー側の情報は大切だ。感覚に訴えるあいまいな「抗菌」、あるいは「除菌」という言葉の使い方は、要注意である。人々に「快」を提供するための商品が、無理解や誤解のために、食中毒など大きな「不快」や時として身の危険につながることもある。清潔のために手間ひまかけてのちの抗菌グッズだということを再確認したい。

抗菌グッズでストレス？

抗菌グッズで、もっと心配なこともある。抗菌仕様のものを身につけると、皮膚常在菌はどうなるのか。

まだ抵抗力のない子どもに、小さな頃から毎日抗菌下着を身につけさせ、抗菌タオルを使わせた場合、皮膚常在菌はどうなるのだろう。確実なデータがないので予測でしかないが、おそらく、皮膚常在菌は減少し、免疫力がないまま育ってしまい、ちょっとの刺激でアレルギーを起こしたり、病気になったりするだろう。これでは、目先の「快」が、大きな不幸を呼ぶことになりはしないだろうか。

あるいはまた、消毒薬や殺虫剤と同じように、「耐性」によってどんどん菌が強くなることはないのか。私はとても不安を覚える。

菌はしたたかであり、そう簡単に全滅するものではない。生き延びるために必死でいろんな手を使う。棲む場所を変え、自分の姿を変えもする。消毒剤に耐性のある菌ができることはよく知られているだろう。

そもそも菌を殺すやり方は二種類に分けて考えられる。人間の外側の菌は消毒剤を使って殺し、人間の内側にいる菌は抗生物質で殺すのである。

病院というところは、免疫力の低下した人が集まり、かつ、手術で身体を開いたり、器具を体内に挿入したりする。環境にも、人間のなかにも菌がいては困るところである。そこで、かつては、消毒剤、抗生物質の両方が大量に使われていた。それで、感染症を防いだりという効果ももちろんあった。しかし、全部の菌が死んだわけではなかった。

消毒の仕方が適正ではなかったり、抗生物質の投与期間が足りなかったりして、殺そうとしたのに生き延びた菌がたくさんいたのである。この菌が、だんだん強くなる。人間でも、「打たれ強い」という言葉があるが、菌も薬に慣れて生き残る。これが菌に「耐性」がつくということだ。

人間側はさらに大量に薬を使う。対抗する菌はさらに強くなり、とうとう遺伝子まで変えて、その薬ではまったく死なない菌に変身してしまうのである。これが「耐性菌」である。

毎日大量に薬剤が使われるなかで、病院には、こういう耐性菌が存在するようになった。有名なものが、MRSA(メチシリン耐性スタフィロコッカス・アウレウス)である。SAというのは、本書ではもうおなじみの黄色ブドウ球菌のことだ。黄色ブドウ球菌がメチシリンというペニシリンの仲間である抗生物質に対して耐性をもち、耐性菌に変身したものである。

このMRSAに唯一効いたのが、バンコマイシンであった。ところが、このバンコマイシンに耐性をもつVRSAも登場し、今では、多剤耐性菌とよばれるオールマイティーの強い菌がいるのである。大変なことだ。

これに対する処置は、不必要なところまで大量に薬剤を使用することはやめ、使用しなければならない場面では、方法、量など、根拠をもって適正に使用することである。環境面では乾燥を保ち、人間は免疫力を高め常在菌をしっかり育てて菌との共存共栄をはかるしかないのである。

こうした、病院で出現した耐性菌と同じように、抗菌グッズに対して、耐性をもつ強い菌が出現することも考えられる。そうなると菌と人間との果てしない追いかけっこが始まる。

菌に真っ向勝負をいどんで、衣食住すべてを無菌にしようなどという無理な方向ではなく、菌の性質をよく知って、うまく棲み分け、地球上で共生できる方向の方がいい。というより、菌と共存できなければ、人間もひよわになり生きる力を失うし、人間をとりまく環境全体がおかしくなってしまう。そういうぎりぎりのところに、私たちは、もう立ってしまっているのかもしれない。

子どもが病気にかからないように、清潔に過ごせるようにと抗菌グッズを使うのはやめよう。そのかわり、土の上で遊ばせる時間をつくり、なるべくたくさんの菌に触れさせ、免疫力を高めた方がよい。

大人も同じだ。抗菌下着が肌に触れている時、皮膚常在菌は強いストレスを感じるはずだ。脂ぎったオヤジが、抗菌靴下を履く分には、それほど心配することもない。自分のニオイについて意識しているだけ立派といえるが、それでも、耐性菌ができて、もっとくさい靴下になることだってあり得る。勘弁してほしいではないか。

抗菌、殺菌で安心を求めているつもりが逆のことをしてしまってはいないか、この辺で、メーカーも消費者も冷静に考えたいものだ。

食品にもストレスがある

第4章でも触れたように、旬の野菜を季節に合った調理法で食べることは、育菌的発想にかなっている。

現代日本人は、いつでも好きな時に好きなものを好きなだけ食べられるようになった。野菜も肉も魚も卵も、自然のものなのだから、本当は、とれる時もあり、とれない時もあっていいはずだ。

ところが、冬でも真っ赤なトマトやみずみずしいレタスがないと消費者から文句がくる。その結果、ハウスで、化学肥料、農薬たっぷりに育てられた見映《みば》えのよいトマトが一年中店頭に並ぶ。卵がいつも店頭にあるのも当たり前で、しかも一〇個一〇〇円以下で特売の目玉商品になり、卵は物価の優等生などといわれる。「今日は、産みたくないわ」という鶏の気分など度外視で、高栄養のエサで狭い鶏舎に詰め込まれ、大量に産まされている実態は改善されないままだ。牛も豚も養殖の魚も同じこと。工業製品のようだ。

野菜も肉も魚も、そんな育ち方をしている彼らは、ストレスだらけではないだろうか。時折、モーツァルトを聞かせて育てた牛などの話題もある。その生産者は愛情たっぷり、手塩にかけて育てる。そういう牛は病気にもかかりにくいし、かわいそうだが、その肉はとてもおいしいらしい。

生命を維持するための食べ物について、消費者も、ただ安ければいいという考え方から脱却したい。安い食べ物は、大量につくられ大量に運ばれるものであり、そのために、非常に無理がかかっているはずだ。いくら安くても、ストレスだらけの食べ物を食べ続けていたら、食べる側にもストレスが募り、やがて病気になる。それでは元も子もないのである。

化学肥料で、早く立派なものをつくると、野菜自体は弱くなり、農薬を必要とする。さらに野菜を育てる土そのものの力が損なわれる。有機栽培、つまりは土壌のなかのたくさんの菌が働く畑でじっくり育った野菜は、免疫力が強く、農薬の助けがあまりいらない。

農薬を浴びることは、野菜にとってもストレスだ。害虫や病気から守るためといっても、薬剤に頼るから弱くもなる。野菜には、本来自分で生きる免疫力があるはずなのに、その力をそいでしまっている。何かに似ていると思ったら、人間と常在菌の関係そのものだ。

BSE（牛海綿状脳症）や鳥インフルエンザなども、根は一つ。家畜にストレスが多くかかり、免疫力が弱ったために大問題に発展すると考えられる。

いつでもどこでも好きなだけ食べるという発想があるかぎり、無理な育てられ方をした食品があふれる。

旬を大事にして、冬にはトマトをあきらめ、こたつでミカンをたくさん食べる。夏には白菜をあきらめ、縁側で腹巻きをしてスイカにかぶりつく。肉は週に一度くらい。卵は鶏の都合に合わせる。五月にカツオがとれたら命の洗濯をする。これでいいではないか。

コレステロール

食べ物に気をつかうあまり、ストレスを増す人もいる。コレステロールや中性脂肪の数値が気になり、どうも食事が楽しめないという人がかなりいる。頭からコレステロールや中性脂肪を敵視している人もいるが、実は、人間の舌がおいしいと感じるものには、コレステロールや中性脂肪がたっぷり入っている。

コレステロールや中性脂肪は、本来、人間には不可欠なものだ。人間のコレステロールは、七〇パーセントが自分の肝臓などでつくられたものだ。コレステロールがなければ細胞膜はつくれない。すなわち丈夫な細胞がつくれない。また中性脂肪は筋肉などでエネルギー源となる。つまり、両方とも生命を維持するのに不可欠なものだ。

人間の舌は、必要不可欠な成分がたくさん入っている食べ物をおいしいと感じるようにできている。狩猟生活をしていた頃、そういうおいしいものには滅多にありつけなかった。だが、ありつけた時の喜びを舌は覚えている。そのDNAが、現代人にも受け継がれているのだが、幸か不幸か、そのおいしいものが、お金さえ出せば毎食食べられる。だから、食べ過ぎる。中性脂肪が余れば、体脂肪になってしまうから、肥満につながる。コレステロールも多すぎると循環器系に問題が発生することもある。だが、あくまでも、コレステロールと中性脂肪が問題なのではなく、その食べ過ぎが問題なのだ。それなのに、この二つを敵視して極端に減らしてしまうともっと困る。

コレステロールそのものは、決して悪いものではない。必要不可欠なものなのだから、適量をとればいいのである。コレステロール値が低ければ低いほどいいとか、コレステロールでも善玉コレステロールはいいとか、いろいろなことがいわれてきた。最近では、逆に、総コレステロール値がやや高め（男性で二四〇〜二五〇、女性で二六〇強）の人の方が、低めの人よりも長生きするともいわれ出した。血中コレステロールが低すぎると、ガンになる危険性があるともいわれる。

コレステロールは、細胞膜以外にも女性ホルモン、男性ホルモン、副腎皮質ホルモンなどをつくる材料でもある。生き生きした肌をつくるためには欠かせないものなのである。決して敵視すべきものではない。

「健康のために」好きなものを無理に我慢して、ストレスで病気になるのもばかばかしい。「健康のためなら死んでもいい」という人もいるかもしれないが、まあ、あまり神経質にならないことだ。

何度もいうようだが、食事は旬のものを、手間をかけて料理して楽しんで食べる。これが、身体の細胞一つ一つを元気に保ち、腸内・皮膚の両常在菌に生き生き働いてもらえる極意だろう。

風呂場とストレス

第3章で風呂の入り方について述べた。それに付け加えて、風呂に入るにあたって気をつけたいことがある。

多くの人にとって、風呂に入ることは、ストレスの解消になると思う。ところが、ストレス解消しているつもりが、身体にとって非常にストレスになるものが、風呂場に存在していることがある。

それは、カビである。「ウチはカビなんかいないよ。強力カビ取り剤を使ってるから」というあなたは、もっと問題だ。強力カビ取り剤の残留成分は、人の身体にとってかなりのストレスであるし、抗菌グッズに関連して耐性菌について述べたように、強い薬は新たな問題も引き起こす。もちろん、地球環境にも大ストレスだ。身体を洗うボディーシャンプー類をドボドボ使い、さらに風呂場をきれいにする薬剤をドボドボ使う。目先はきれいになるが、あとから強烈なしっぺ返しがくることが予想される。

強い薬剤を使わず、重曹や酢を使った掃除法もかなりブームのようだが、毎日ちょっと気をつけてマメに動けば、風呂場の掃除は薬剤はもちろん、重曹も酢も必要ない。古タオル一枚でよい。風呂に最後に入った人は、上がる際、濡れた壁面を古タオルでざっと拭き、床や小物類には熱い湯をかける。窓を開けたり換気扇を回しておく。これだけで、カビは生えない。私が毎日実践しているのだから保証済みである。リズミカルに動けば、非常にいい運動にもなって、それもストレス解消につながる。適度な疲労は安眠ももたらしてくれる。一石何鳥か？　ぜひおすすめである。

掃除はストレス軽減の基本

「掃除するのがストレスなんだ」というあなた。ゴミやホコリでは死なないというし、あえて汚いところに住んで免疫力を増す訓練をしているのなら何もいわない。だが、本当はきれいにしたいのだが、面倒臭くて掃除したくないという場合、その心の葛藤がなによりストレスにつながる。ホコリのなかのダニもアレルギーの要因になる。ちょろちょろするゴキブリにおびえるのもストレスだ。

ここは、一気にきれいにしてしまい、心身ともにすっきりしてしまおう。というが早いか掃除機を持ち出し、消臭剤をかけまくり、殺虫剤でゴキブリを追いかけ回すのはやめてほしい。

風呂場と同じように、殺虫剤にはなるべく頼りたくない。片付けてもいないのに殺虫剤をかけると余分な量を使うだけだ。イヤなニオイを消すのもまだ早い。片付け終わり、ホコリをなくせば、ずいぶんイヤなニオイはなくなるはずなのだ。掃除機もまだまだ。掃除には段階というものがある。

工場などに行くと、「5Sの徹底！」などという貼り紙がはってある。5Sとは、「整理・整頓・清掃・清潔・しつけ」この五つのSの頭文字だ。これが、清掃の五段階である。もっとも、最後の「しつけ」という言葉は、死語に近いから、「習慣」にすることをおすすめする。

そんなことはわかっているという人でも、実際掃除をする時、上から四つを全部一緒にやろうとする。まず掃除機を持ち出してしまう人がその典型だ。掃除機を動かしながら、散らばった雑誌、脱ぎ捨てた服を器用にソファに投げ上げる。掃除機をかけたのち、いくらかホコリは少なくなるが、どうも部屋全体があか抜けない。

順番に行こう。まず整理。「理」は、道という意味。いらないものを捨て、目的に近づける道をつけるのである。床にごたごたものがおいてあって、障害物競走をしなければテレビのリモコンがみつからないという状態は、なかなか楽しくはあるが、掃除の際はNGである。

次に整頓。「頓」は、すぐに、という意味。決まったものが決まった場所にあれば必要な時にすぐに取り出せる。せっかくみつけたテレビのリモコンには、皆がわかる専用の置き場をつくってあげよう。ここまでやったのち、はじめて清掃の段階になる。

「さあ、掃除機だ」というのはまだ早い。清掃にはさらに四段階ある。「拾う・掃く（吸う）・拭く・磨く」である。昔ながらのハタキを使いたい人は一番最初にやる。その後、掃除機に引っ掛かりそうな粗いゴミは手で拾い、ホウキで掃く。が、最近の家庭内ではほぼ全員、ホウキなど使わないだろうから、大好きな掃除機を持ち出して吸う。普通、ここでストップする。だが、ハウスダスト（ホコリ）アレルギーやダニアレルギー、ニオイが気になる人は、雑巾であちこち拭く。さらに、徹底して乾燥させるためには、晴れた日には窓を開けておけばいいし、風の通らないところは乾いた雑巾で磨く。

ここまでやると、あら不思議、イヤなニオイはほぼ消えているはずである。強い殺虫剤を使わなくてもダニもいなくなる。ゴキブリについては、もっと徹底した方法をとるが、ここまでをきちんとやれば、そんなに悩まされることはなくなるはずだ。どうしてもゴキブリを見たくない方は、拙著『本当に困っている人のためのゴキブリ取扱説明書』（ダイヤモンド社、二〇〇二年）を参照されたい。殺虫剤をできるだけ抑えてゴキブリをゼロに近づける方法を会得してほしい。

この清掃方法を読んで、かえってストレスが増すという人もいるだろう。しかし、マメに手入れすることなく強い薬剤に安易に頼ると、目先の楽で人間は大きなストレスを抱え続けるのである。ダニ、カビ、ハウスダスト、薬剤などによるアレルギーも問題になっている。大気汚染、土壌汚染、水質汚染で、地球のお肌もボロボロ状態だ。

人間も地球も、菌と共存してきれいな肌を取り戻したい。

自然はストレスに効く最高の薬

「自然のたくさんあるところに行くと癒される」と、皆、口々にいう。なかには「オレはネオンの海でしか癒されない」というオヤジもいるだろうが、たいていの人は、海や山、森に行って英気を養う。それは「森林浴に行こう」とわざわざ癒される効果を意識する場合もあるが、「休みの日ぐらい、どこかに行こう」となって、たまたま行ったハイキングコースで、深呼吸をしたらとても気持ちがよくて新鮮な気分を味わったという場合も多いだろう。

第1章でも、子どもにはなるべく土の上で遊ばせたいと述べた。田舎の空気には、土のなかと同様、菌がいっぱいいるから、それが身体の免疫力につながる。この「菌がいっぱいいる」というのは、一つの菌が大量に増殖しているという意味ではない。菌の種類がいっぱいで、生態系としてのバランスがいいのだ。

もともと、地球上には何千種という菌がいる。畑の土などでも、よく農業関係の本に「八〇種を超える菌で畑を元気に」とか、「二〇〇種以上の菌で畑は生き生き」と載っているが、本当に有機無農薬で長い間耕している畑ならば、それどころの数ではないはずだ。

森や湖や川や海には、あらゆる菌がうまくバランスをとりながら暮らしている。この状態が、地球のお肌である土壌の健康なのである。

しかし、都会では多くの土壌がアスファルトで覆われているから、たまに公園の土があってもそれらの菌がうまく育たない。ここで生き延びる菌の種類は限られ、それらばかりが増殖する。地下鉄やデパートのなかなど、人口も多く密閉に近いような場所では、大腸菌などの絶対数が多くなる。

生物界は、多様であった方がいい。虫でも、田舎では、バッタ、コオロギ、トンボ、セミ、ミズスマシ、カブトムシ、チョウ、ガなど、さまざまなものがいる。しかし、都会で目にするのは、ゴキブリとハエ、カ、セミくらいか。鳥でも、田舎では、人家周辺は都会と変わらず、スズメ、カラス、ツバメ、ハトが多いが、ちょっと林や山に入れば、ウグイス、ホトトギス、ミソサザイ、カッコウ、キジなど、非常にたくさんの種類がいる。

菌の状態も、まさに虫や鳥と同じと考えていい。多様性があることが、土にも身体にも、抵抗力をつける。身体の菌の多様性がなくなると、何かの刺激でアレルギーを起こしたり、病気になったりしやすいのではないかと考えられている。

都会でなぜ人はイライラし、自然のなかでは癒されるのだろう？　多様な動物、多様な植物、多様な菌に囲まれて、人自身も多過ぎない、そういう状態でしか本当は人も生きられないようにできているからではないか。人とペットの犬猫、そしてカラスとゴキブリと地下街のネズミばかりが大増殖した状態で暮らすのは、客観的に見ると気持ちが悪い。

さらに、ペット以外の動物は迷惑な邪魔者とされる。人間と、きれいだが弱々しい座敷犬、座敷猫だけがアスファルトの上にのっかった状態では、常在菌は育たない。それで清潔な社会になって安泰だろうか。いや、強大な力に変身した多剤耐性菌によって、人間は苦しむだけではないか。

そんなつまらない環境で、やっきになって人間だけの「健康・美容」を求める状態は、ちょっと情けない。たくさんの種類の動植物、菌の棲める環境で、人も自然のごく一部という自覚をもって謙虚に生きる。これが、究極の健康・美容法にもつながると思うが、いかがだろう。

まずは、手抜きをして健康・美容が手に入るとは思わないようにしよう。これさえ飲めばとか、これさえぬっていればという安易な考えはやめよう。他ならぬ自分の身体なのだから、毎日自分で気をつけることだ。身の回りも、強い薬品に頼らず、マメに掃除をし、手入れをすることで、人に有害な菌でも不必要に殺さずに、うまく棲み分ける方法を考えよう。マメに身体を動かせば、汗をかき、腸内も皮膚も常在菌が喜ぶ。この古くからのパートナーである常在菌を、かわいがり育ててあげれば、菌はちゃんと応えてくれ、気がつけば男女ともに健康美人となっているはずだ。

あとがき――「安心」は「育菌」から

人間と他の動物との大きな違いはなんだろう。

ヒトに最も近いチンパンジーには、言葉はないかもしれないが、意思を伝える声はある。それに、チンパンジーは手近な道具を使うこともするなど、ヒトに近い行動もある。彼らが、今のところしないのは、お金などのシンボルをもつこと、それから祈ることとか。

祈りというのは、未来を考えることだ。ヒトは、未来予測をする。それは、バラ色の未来を描くばかりではなく、時には、あってほしくないことまで予測してしまう。取り越し苦労をし、「不安」を抱える。つまり、不安を覚えるという能力をもってしまったからこそ、ヒトは「安心」を求めてやまないわけだ。

不安にはいろいろあるが、ほぼすべての人に共通する不安は「死」ではないか。そうすると、「死」から遠ざかることが「安心」につながるということか。健康であれば死は遠いように思える。病気をすると不安になるのは、すぐに死ぬことはなくても、健康な時より少し死が近くに存在するからなのか。

男女ともに、美容に関しても同様だ。容貌が衰えていくことは、自分が「盛り」を過ぎた事実を突き付けられるようで寂しさが募り、せめてもの現状維持を願う。

人は安心したいばかりに、健康・美容産業で売られているものを買うけれども、「安心」そのものは、さすがにどこにも売っていない。どんなにたくさん商品を買おうが、その人が自分の状態に納得しなければ不安はますます大きくなる。

つまり、「安心」は、人それぞれの心のなかにある。自分で心の底から納得しなければ、安心という状態は決定されない。他の誰も、あなたの安心を与えてはくれないのである。

「科学」は安心材料の一つにはなる。科学的裏付け、データを見て安心できる人もいる。しかし科学というものは常に進歩しているがゆえに、現在の科学できっちり証明できないことも多い。多くの人の心のなかには、「いくら科学的根拠があろうが、どうも、新しいものは信用できない」という意識があるのも事実だろう。

人の安心材料に、もうひとつのファクターがある。それは、「歴史」である。科学的に証明されていないことでも、「この食べ物で、爺ちゃんも婆ちゃんも、そのまた爺ちゃんも、ものすごく元気で長生きした」という事実があると、納得してしまう。経験、習慣の積み重ね、歴史は、人々を安心させるのである。

たとえば、遺伝子組み換え農産物が、いくら「科学的に安全ですよ」と説明されても、歴史の裏打ちがないから、人々は不安である。また、肝心の科学的根拠の方も一般にはわかりにくい。歴史のない、まったく新しいことは、せめて科学的裏づけくらいはしっかりして「なぜ安全か、どうすれば安全なのか」、わかりやすく知らせてほしいと、多くの人が思うのは当然だろう。

さて、常在菌である。身体中に常在菌がいること、その数一〇〇兆個という事実を、知らなかった人は多い。知らなくても生きてきた。知りたくなかったよ、という人もいるかもしれない。だが、科学の発達のおかげでその事実と、常在菌の働きが見えてきた。目に見えない常在菌を育てようという発想も、科学の発達なくしては登場しえない考え方だ。

しかし、常在菌自体は、決して新しいものではない。あなたの身体に棲みついている菌は、あなたの誕生とともにあるが、その菌たちは、一〇〇年、二〇〇年、いや人類誕生のはるか昔からおなじみなのだ。人間と同じように、常在菌もまた世代交替を繰り返して、永い歴史を背負って人間にくっついてきている。人間の旧友は、犬だともいわれるが、それどころではない。もっともっと古くから、そして犬嫌いの人も、常在菌とだけは切っても切れぬ縁を結び続け、共存共栄してきた。

科学、歴史、両の眼をもってみた時に、常在菌は、最も安心できる人類の友なのである。

心に不安を覚える時、自分の身体を構成している細胞の数より多いこの常在菌を思い起こしてほしい。菌虐待をしていないか、育菌は怠っていないか、バランスを保っているか、そのための手間は惜しんでいないか、きちんと手入れをしているか反省してほしい。この旧友を大事にすることで、免疫機能、肌のバリア機能、腸の消化吸収機能が保たれ、人は健康で美人になり、安心を手に入れることができるだろう。

「美人と菌の働きはなにか深い関係があるのでしょうか」と集英社の編集者小林薫さんから電話をいただいた。菌と健康、免疫、皮膚バリアなどの話をするうちに、彼女からの心温まる応援のもと本書を書かせていただくことになった。深く感謝します。

健康と美容行動について、大阪女子学園短期大学の学生、吉岡宏美、門清夏、木下淑美、大塚さやか、所川愛、宮西純子さんたちは、授業のアンケートデータ分析に夜遅くまで協力してくれて感謝しています。また、学生のデータ分析をご指導いただき、執筆の資料整理に協力していただいた進藤知子さん、文章の構成等でお世話になった高田美果さんにお礼を申し上げます。

二〇〇四年八月　風と緑、棚田の美しい淡路島、津名町長澤の研究室にて。

参考文献

『近代体育文献集成』保健・衛生Ⅵ　第Ⅱ期第29巻　日本図書センター、一九八三年
坂田隆『はじめてナットク！　大腸・内幕物語』講談社、一九八九年
光岡知足編『腸内細菌学』朝倉書店、一九九〇年
岡田節人『からだの設計図』岩波新書、一九九四年
小野芳朗『〈清潔〉の近代―「衛生唱歌」から「抗菌グッズ」へ』講談社、一九九七年
高橋長雄監修『からだのしくみ』ナツメ社、一九九七年
鈴木隆『匂いの身体論―体臭と無臭志向』八坂書房、一九九八年
秋山實男『インターネットで答える女性のからだの悩み200題』ダイヤモンド社、一九九九年
武者利光『人が快・不快を感じる理由』河出書房新社、一九九九年
小野田法彦『脳とニオイ―嗅覚の神経科学』共立出版、二〇〇〇年
高麗寛紀・河野雅弘・野原一子『わかりやすい殺菌・抗菌の基礎知識』オーム社、二〇〇〇年
立川昭二『いのちの文化史』新潮社、二〇〇〇年
立川昭二『からだことば―日本語から読み解く身体』ハヤカワ文庫、二〇〇二年
柴田武・山田進編『類語大辞典』講談社、二〇〇二年
堀内勲『赤ちゃんはスリッパの裏をなめても平気』ダイヤモンド社、二〇〇二年

山本直樹・山岡昇司・堀内三吉監訳『一目でわかる微生物学と感染症』メディカル・サイエンス・インターナショナル、二〇〇二年
『日本の化粧文化―明治維新から平成まで』資生堂コーポレートコミュニケーション本部　企業文化部、二〇〇二年
石田かおり『お化粧大研究』ＰＨＰ研究所、二〇〇三年
上野川修一『免疫と腸内細菌』平凡社新書、二〇〇三年
和氣健二郎『細胞と組織の地図帳』講談社、二〇〇三年
藤田紘一郎『ウッふん』講談社、二〇〇三年
石原結實・石原エレーナ『体を温めれば肌はキレイになる』青春出版社、二〇〇四年
奈良信雄『一滴の血液で体はここまで分かる』日本放送出版協会、二〇〇四年
『フレグランスジャーナル』一九九九年九月号、フレグランスジャーナル社
『きょうの健康』二〇〇四年二月号、日本放送出版協会
青木皐『ここがおかしい菌の常識』ダイヤモンド社、二〇〇〇年
P. B. Brantôme, "Vies des Dames Galantes", Librairie Grund, Paris

図版・イラスト　飯山和哉

青木 皐（あおき のぼる）

一九四三年兵庫県芦屋市生まれ。医学博士（バイオメディカル・サイエンス）。株式会社コントロール・ラボ代表取締役。生物医学研究所所長。大阪女子学園短期大学非常勤講師。七五年から生物制御企業にて昆虫・微生物制御研究に従事。九三〜九五年東京大学医学部（解剖学・養老孟司教室）研究員、九六〜九八年東京大学総合研究博物館客員研究員。著書に『ここがおかしい菌の常識』『本当に困っている人のためのゴキブリ取扱説明書』（ともにダイヤモンド社）。

集英社新書〇二五七Ｉ

人《じん》体《たい》常《じょう》在《ざい》菌《きん》のはなし

二〇〇四年九月二二日 第一刷発行
二〇一八年九月一〇日 第一二刷発行

著者……青木《あおき》 皐《のぼる》
発行者……茨木政彦
発行所……株式会社集英社
東京都千代田区一ツ橋二-五-一〇 郵便番号一〇一-八〇五〇
電話 〇三-三二三〇-六三九一（編集部）
〇三-三二三〇-六〇八〇（読者係）
〇三-三二三〇-六三九三（販売部）書店専用

装幀……原 研哉
印刷所……凸版印刷株式会社
製本所……加藤製本株式会社

定価はカバーに表示してあります。

ISBN 978-4-08-720257-1 C0247
Printed in Japan

a pilot of wisdom

a pilot of wisdom

集英社新書　好評既刊

その未来はどうなの？
橋本 治　0654-C

テレビ、出版、シャッター商店街、結婚、歴史、民主主義……等、「分からない」が山積する諸問題に挑む！

ナビゲーション「位置情報」が世界を変える
山本 昇　0655-B

人類にとって自分の現在位置を知ることは重要な問題だった。羅針盤からGPS、スマホまでの驚愕の物語。

同期生「りぼん」が生んだ漫画家三人が語る45年
一条ゆかり／もりたじゅん／弓月 光　0656-N〈ノンフィクション〉

一九六七年「第一回りぼん新人漫画賞」を受賞した三人。それぞれの漫画人生から見えてくる少女漫画史！

視線がこわい
上野 玲　0657-B

日常生活で私たちは「見る」「見られる」という行為に常に晒されている。現代的なストレス発生源を考える。

静かなる大恐慌
柴山桂太　0658-A

グローバル経済の暴走が招く、社会の不安定化と経済の脆弱化。このショックを日本はいかに生き抜くか。

世界文学を継ぐ者たち
早川敦子　0659-F

旧植民地からの声やホロコーストの沈黙から芽吹いた言葉。注目の五人を最先端の翻訳理論とともに紹介。

錯覚学―知覚の謎を解く
一川 誠　0660-G

なぜ無いものが見えるのか？　なぜ有るものを見落とすのか？　実験心理学から錯覚の不思議を論じる。

あの日からの建築
伊東豊雄　0661-F

震災以降、被災各地で「みんなの家」を建設している著者。心のよりどころとなる建築は可能なのか？

「独裁」入門
香山リカ　0662-B

苛立ちに満ちた「民意」をすくい取る独裁型ヒーローたち。気鋭の精神科医がその誕生に警鐘を鳴らす！

災害と子どものこころ
清水將之／柳田邦男／井出 浩／田中 究　0663-I

数々の災害現場を経験してきた児童専門科医を中心に、子どものメンタルヘルス支援の現状と対策を示す。